分析ソフトで**こんなに**簡単！

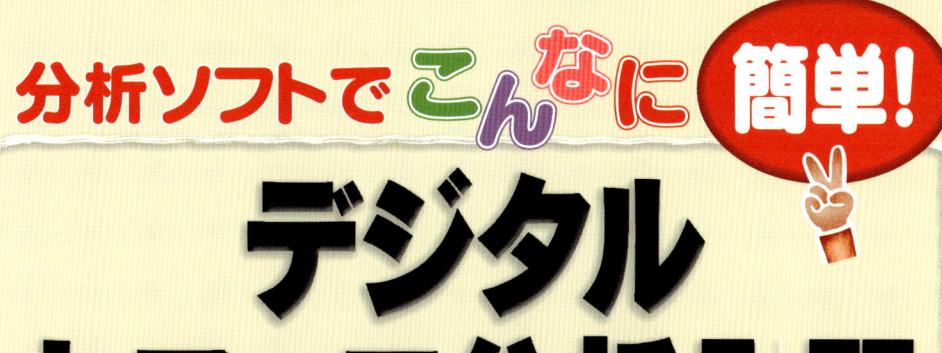

デジタル セファロ分析入門

WinCeph Ver.11 機能限定版付

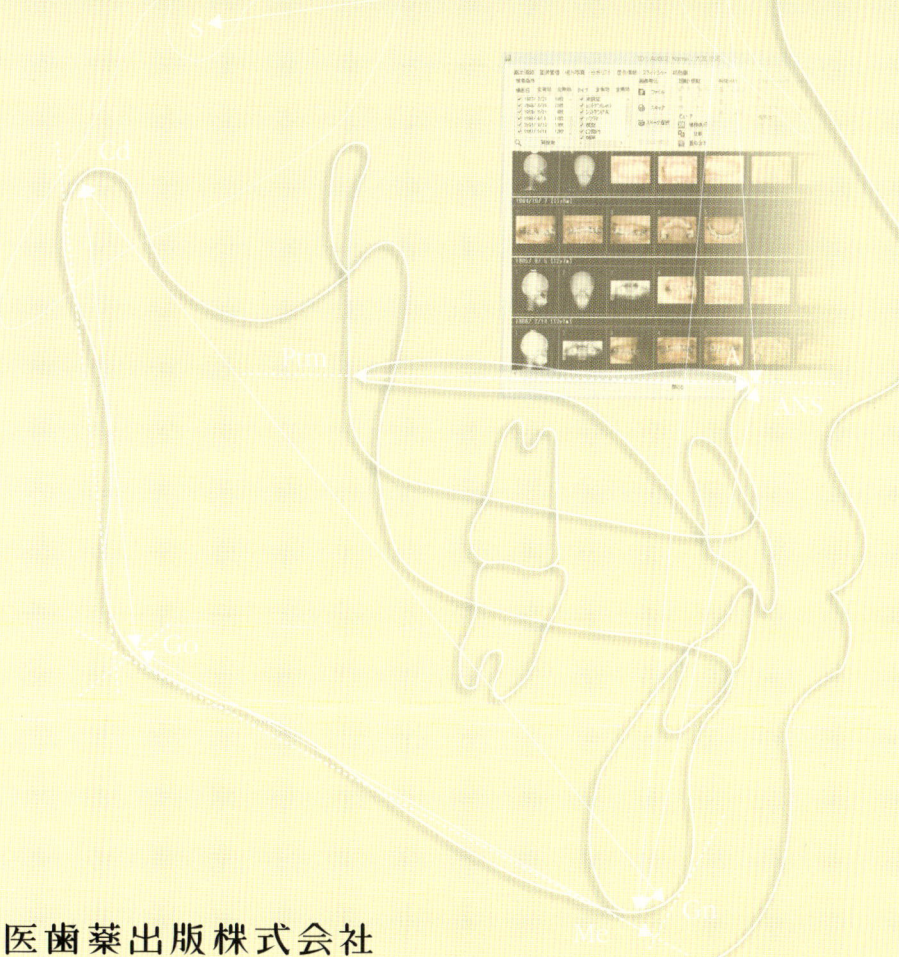

医歯薬出版株式会社

This book is originally published in Japanese
under the title of:

BUNSEKISOFUTO DE KONNANI KANTAN
DEJITARU SEFARO BUNSEKI NYUMON
(Guidebook of Digital Cephalometric Analysis–WinCeph Ver.11–)

SATO, Koshi   DDS, PhD

©2015   1st ed.

ISHIYAKU PUBLISHERS, INC.
7-10, Honkomagome 1 chome, Bunkyo-ku,
Tokyo 113-8612, Japan

序文

　矯正歯科臨床においては，顎顔面形態の診断，治療方針の立案，顎骨の成長予測，治療結果の評価のために頭部X線規格写真，いわゆるセファロの分析が必須となっている．コンピュータが現在のように普及する前は，セファロ分析には膨大な時間を必要とした．すなわち，セファロのレントゲンフィルムから透写図を作成し，必要な補助線を引いて計測点を設定し，ノギスおよび分度器を用いて測定値をすべて手作業で求めたわけである．もちろん，こうした一連の手作業による分析は，一度しっかりと経験しておくのが望ましい．しかし，忙しい日常臨床においては，そうした時間を作ることは難しいし何しろ効率が悪すぎる．コンピュータを使うことによって，その何十分の一の時間で，計測結果が簡単に求められるようになった．これを以前の著書（2007年発刊）で，「デジタル時代のセファロ分析」と呼んだ．現在においては，デジタルレントゲンの急速な普及によりレントゲンフィルムが必要なくなると同時に，コンピュータとセファロ分析ソフトがなければ，セファロ分析が不可能になってしまっている．一方，セファロ分析は矯正歯科医にとどまらず，小児歯科，外科的矯正治療に関わる口腔外科，補綴をはじめとして咬合に携わる多くの歯科医師，はたまた形成外科医や睡眠障害の治療に関わる医師など幅広い先生方がその知識を必要としてきている．こうしたセファロ分析ソフトは矯正歯科医以外の先生方に対して，これまで難解だったセファロ分析の敷居を大きく下げる効果をもたらしてくれることとなった．

　本書では，筆者が中心となってわが国で開発されたセファロ分析用の代表的なソフトウェアである"WinCeph"の最新バージョン11を例として，デジタルならではの効率的なセファロ活用方法を記載した．本ソフトウェアは単にセファロ分析だけにとどまらず，患者管理機能までを含んだ多機能の矯正歯科治療支援プログラムと位置づけられている．本書で提供しているソフトウェアは機能限定版ではあるものの，実際に操作しながらセファロ分析を学んでいただくことが可能である．これからセファロ分析について勉強しようとする先生方はもちろんのこと，歯科矯正学を学ぶ学生にもおおいに役立つはずである．

　もっとも，コンピュータを用いてセファロ分析を行うことで，今まで必要とされた解剖学的知識がまったく必要なくなったということではない．また，計測結果から自動的に治療方針を導いてくれるものでもない．これまで我々が膨大な時間をかけて手作業で行っていた作業をコンピュータが支援してくれることにより，生み出された時間を利用して，診断と治療方針の立案にいっそう時間を注いでいただければ幸いである．

2015年8月　　　　　　　　　　　　　　　　　　　　　　　　　佐藤亨至

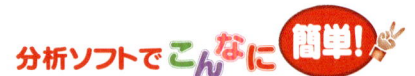

デジタルセファロ分析入門　CONTENTS

Chapter 1　セファロ分析の基礎 …………………………………… 2
- ❶セファロ撮影 ………………………………………………………… 2
- ❷アナログ方式のセファロ分析法 …………………………………… 5
- ❸セファロのデジタル化の利点について …………………………… 11

Chapter 2　デジタル方式のセファロ分析の準備 ……………… 18
- ❶セファロのデジタル化の実際 ……………………………………… 18
- ❷データの整理 ………………………………………………………… 23
- ❸患者とのコミュニケーションツールとしての利用 ……………… 26

Chapter 3　デジタル方式のセファロ分析の実際 ……………… 30
- ❶動作環境 ……………………………………………………………… 30
- ❷インストール ………………………………………………………… 31
- ❸起動と分析項目の設定 ……………………………………………… 32
- ❹基本情報入力 ………………………………………………………… 36
- ❺画像管理 ……………………………………………………………… 37
- ❻キャリブレーション ………………………………………………… 40
- ❼計測点の設定 ………………………………………………………… 42
- ❽セファロ計測点（ランドマーク）の設定 ………………………… 45
  - ■線計測，角度計測など通常のセファロ分析に使用される計測点 …… 46
  - ■Ricketts（リケッツ）分析にのみ使用する計測点 ……………… 57
  - ■軟組織上の計測点 …………………………………………………… 58
- ❾計測点の設定方法 …………………………………………………… 59
- ❿図形分析 ……………………………………………………………… 63
- ⓫線計測と角度計測 …………………………………………………… 67
  - ■線計測 ………………………………………………………………… 67
  - ■角度計測 ……………………………………………………………… 69
- ⓬代表的な側面セファロ分析法 ……………………………………… 71
  - ■Ricketts & McNamara 分析とVTO ……………………………… 71
  - ■Open Bite 分析 ……………………………………………………… 74

- Steiner & Tweed 分析 ……………………………………… 74
- Northwestern 法 ………………………………………… 75
- Kim の分析 ……………………………………………… 76
- Jarabak の分析 …………………………………………… 77
- Level anchorage 分析 …………………………………… 78
- その他の分析 …………………………………………… 79

⑬ 正面セファロの分析法 …………………………………… 81
- Ricketts 分析 …………………………………………… 81
- その他の分析 …………………………………………… 84

⑭ 分析結果の解釈と診断 …………………………………… 87

Chapter 4 デジタル方式のセファロの重ね合わせから模型分析まで ……… 88

❶ セファロの重ね合わせ …………………………………… 88
- トレース画像を作成して重ね合わせる方法 ……………… 88
- レントゲン画像を直接重ね合わせる方法 ………………… 93

❷ 顔写真の活用 ……………………………………………… 94
❸ 歯列模型の活用 …………………………………………… 100
❹ 成長分析 …………………………………………………… 102
❺ 報告書の作成 ……………………………………………… 105
❻ プレゼンテーション ……………………………………… 106
❼ Excel との連携 …………………………………………… 107

Chapter 5 WinCeph11 機能限定版を使ってセファロ分析を実際に行ってみよう …… 109

❶ インストールと WinCeph11 機能限定版の起動 ………… 109
❷ 設定の確認 ………………………………………………… 109
❸ 患者とセファロの選択 …………………………………… 110
❹ キャリブレーション ……………………………………… 112
❺ 計測点（ランドマーク）の設定 ………………………… 113
❻ 図形（プロフィログラム）分析 ………………………… 116
❼ 線分析と角度分析 ………………………………………… 118
❽ データの保存 ……………………………………………… 121

文 献 …………………………………………………………… 122
索 引 …………………………………………………………… 123
WinCeph11 機能限定版　ダウンロードとご利用について ……… 124

分析ソフトでこんなに簡単！
デジタル
セファロ分析入門

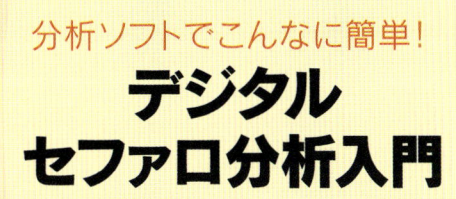

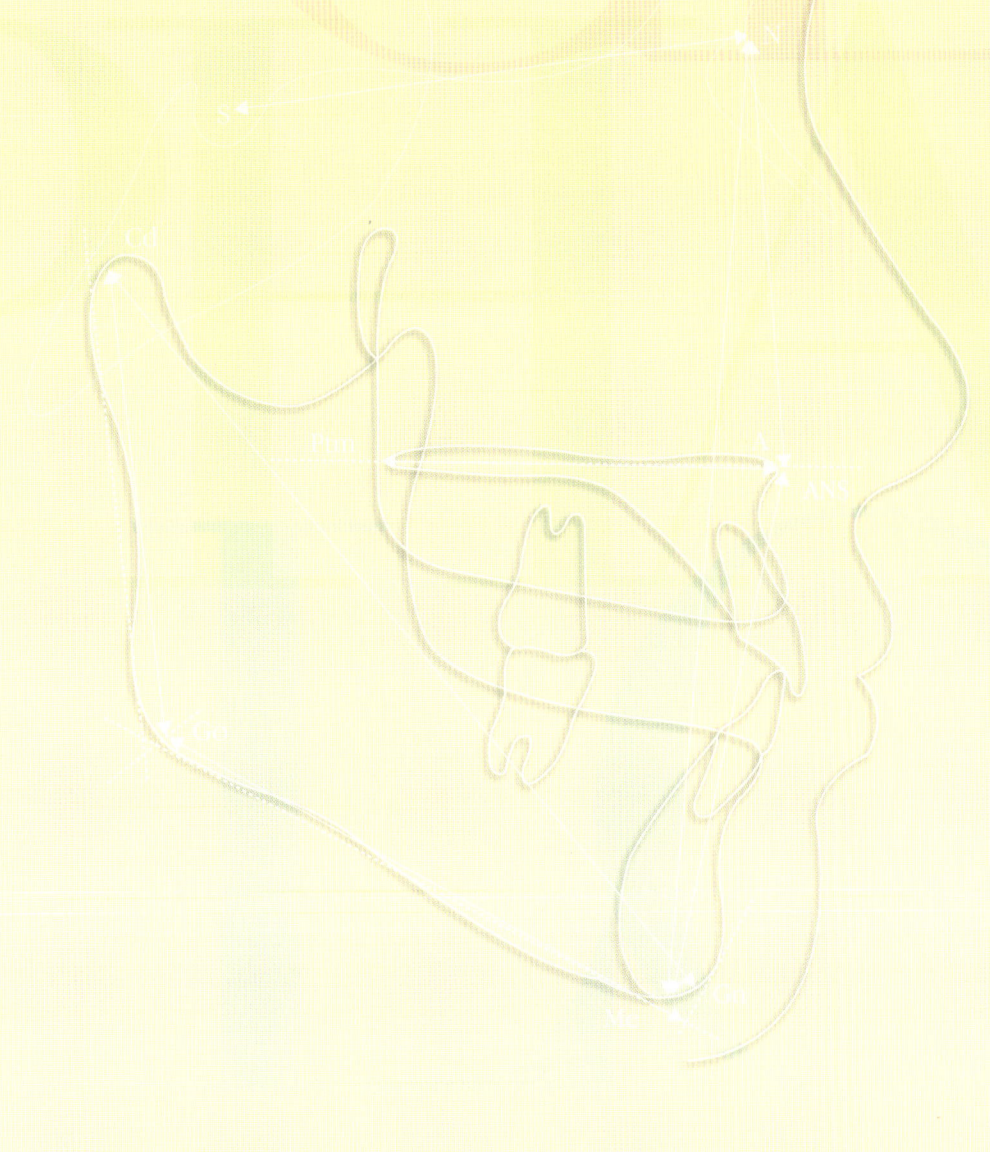

1 セファロ分析の基礎

　頭部エックス線規格写真（セファログラム，以下本書ではセファロと呼ぶ）は，矯正歯科臨床において診断および治療方針を決定するために欠かすことのできない，きわめて重要な資料である．

　また，セファロは診断に利用されるだけではなく，治療経過中や治療結果の評価，小児においては顎顔面部の成長評価にも利用されるため，セファロをどのように活用するかが矯正歯科治療の成否の鍵を握っている．さらに，顎変形症の診断や外科手術法の選択にもかかわるため，口腔外科医や形成外科医が分析する場合もある．さらには，補綴を含めた咬合再構成の際の顎位の評価や，睡眠時無呼吸症候群の診断などセファロから得られる情報は多い．

　したがって，矯正歯科医以外の先生方にとってもセファロ分析が必要とされることがあるが，その分析から解釈に至る難解さからなかなか手を出せなかったものと考えられる．しかし，デジタル方式のセファロ分析が普及した現在においては，そのハードルはかなり低くなってきた．その最大の理由は，最も難解と考えられる透写図（トレース図）の作成が必ずしも必要としないことにある．

　まずは，従来行われてきたアナログ方式のセファロ分析手順から述べることにする．

① セファロ撮影

　セファロは，1931年にアメリカのBroadbentや，ドイツのHofrathによって確立された撮影方法で80年以上の歴史があるが，その本質もその重要度も全く変わっていない．

　セファロには側面（側貌，側方，Lateralとも呼ぶ），正面（正貌，PAとも呼ぶ），斜位（45°，Obliqueとも呼ぶ）の3種類がある．そのなかで最も重要なセファロは側面セファロである．側面セファロは患者を立位，自然頭位で左右のイヤーロッドにより頭位を位置づけ，イヤーロッドに向けて放射線が照射される．一般に，エックス線管焦点より患

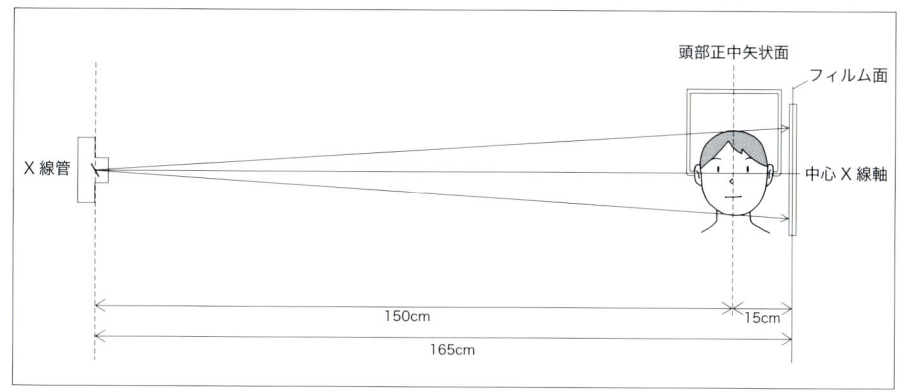

図1　セファロの一般的な撮影方法
　頭部正中矢状面に対して，フィルム面の拡大率は 165cm / 150cm ＝ 1.1 倍となる．

者の正中矢状面までの距離を150cm，正中矢状面よりレントゲンフィルムまでの距離を15cmとして撮影する（図1）．したがって，矢状面はフィルム上で1.1倍に拡大して撮影される．しかし，患者の左右側は拡大率が変化することになる．すなわち，フィルムに近い側ほど拡大率は1に近くなるとともに像は鮮明になり，逆にフィルムから遠い側は1.1倍よりも拡大率が大きくなるとともに像が不鮮明に写る．

　一般には，患者の左側をフィルムに向けて撮影するのが原則である．その理由は，左側の構造物をより鮮明に撮影したいためである．これは，両側あるものは左側を基準とすることが，生体の人類計測学的な統一を図る国際会議で明記されたことによっている（Hrdlička, 1919）．なぜなら多くの人種で右利きが多く，そのために右側は頻繁に使用されるために，右側に比べて左側は運動などの影響が少なく，怪我をしたり障害が残ったりしにくいためである．したがって，側面セファロでは原則として，患者の左側をフィルム面に向けて撮影されるために，鼻が右側を向いたフィルムとして出力される．しかし，セファロのなかには構造上，フィルム面に患者の右側を向けて撮影されるタイプのものもあり，その場合は鼻が左側に向いたフィルムとなるが，画像を左右反転，あるいはフィルムを裏返して鼻を左側に向けて計測作業が行われることが多い．なお，セファロでは左右の構造物の平均値をもとに計測されるため，どちらをフィルムに向けて撮影されているかはあまり問題にならない．

　セファロ撮影前に，あらかじめヘアピン，イヤリング，ピアスなど金属製のアクセサリーを外すことを忘れないようにする．放射線防護エプロンを装着したのち，しっかりとイヤーロッドを患者の左右の外耳孔に

挿入する．おおむねフランクフルト平面（眼窩下縁‒外耳道上縁）を床面に平行になるように頭位を決定する．または，自然頭位（前方に鏡を置いて患者自身に鏡の自分の眼を見るように指示するなどの方法）による撮影方法もある．そして中心咬合位を確認し，しっかりと臼歯で咬合させたうえで，上唇と下唇を自然に接触するように指示する．なお，口唇をできるだけリラックスさせて，場合によっては無理に接触させずに撮影することもある．特に，顎変形症に対して外科手術前に行うシミュレーションを行う場合などである．子どもの場合などは，撮影中に体を動かさないようによく注意する．体動を防ぐために目を閉じさせる場合もある．

　セファロの撮影後にすぐに現像し，できあがってきたレントゲンフィルムが適切であることを確認する．特に，中心咬合位であることを確認し，もし上下の歯が接触せずに開口位（バイトオープン）になってしまった場合は再撮影を行う必要がある．特に，クロスバイトがある場合には早期接触を伴うことが多いため，顎位が正しく中心咬合位で撮影されているかどうかを確認する．なお，早期接触の診断のために早期接触と思われる位置（あらかじめワックスやシリコーンラバーのバイトを用意して咬合させておく）と中心咬合位の 2 枚撮影する方法もあり，頭蓋冠・上顎複合体を重ね合わせて下顎骨の位置変化から早期接触の有無を評価する場合がある．頭位の不正によりオトガイ部がフィルムから切れてしまっていないか，放射線防護エプロンや外し忘れたアクセサリーなどがフィルムに映り込んで計測不能になっていないかも確認する．

　また，適切なコントラストが得られており，骨組織はもちろん軟組織も十分に読影や計測点の設定が可能であるか確認する必要がある．コントラストが適切でない場合，たとえば暗すぎて軟組織が見えない，あるいは明るすぎて硬組織が見づらい場合，程度にもよるが再撮影が必要になる．その場合，失敗の原因を先に検討し，撮影時の設定の問題なのか，現像操作の問題なのかを調べ，再失敗などによる無駄な被曝はできる限り避ける．

2 アナログ方式のセファロ分析法

できあがったセファロのフィルムを患者の鼻が右側を向く位置に置き（図2），その上に歯科矯正用として市販されているトレース用紙（鉛筆で書けるほうが表）を重ねて上部をテープで2カ所固定し（図3），暗室で2H程度の鉛筆で計測点の設定に必要な解剖学的構造物をなぞって書き写す作業から始まる（図4）．しかも，この作業はレントゲン上に見える構造物だけを単純に書き写せばいいというものではなく，分析に必要な構造物を正確に書き写すことはもちろんのこと，混乱を避けるために分析に使用しない構造物を意識的に書き写さないようにもしなければならない．したがって，この作業は複雑な顔面頭蓋骨の解剖学に関してかなりの知識が要求される．

なぜなら，必ずしも分析に必要な構造物がクリアに写っているとは限らないし，逆に分析に必要のない構造物のほうがよりクリアになっている部分もあり，それらを区別しながらトレースする必要があるからである．誤ったトレースからは，誤った計測点，誤った計測値と誤った診

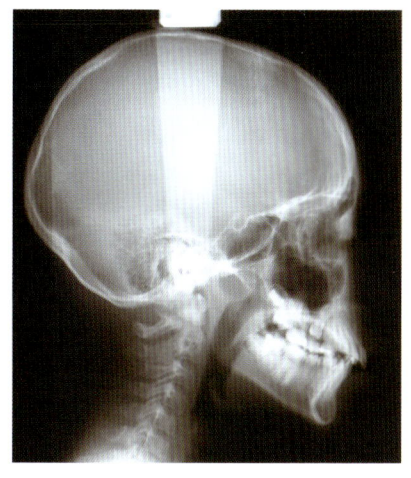

図2　セファロのレントゲンフィルムの例

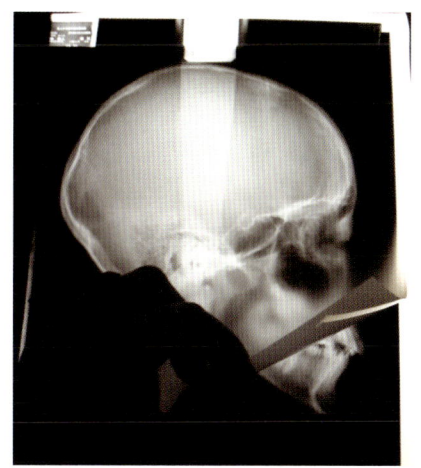

図3　トレース用紙をテープで上部を2カ所，左側面1カ所程度固定し，見づらい場合はトレース用紙を右からめくって確認できるようにする．

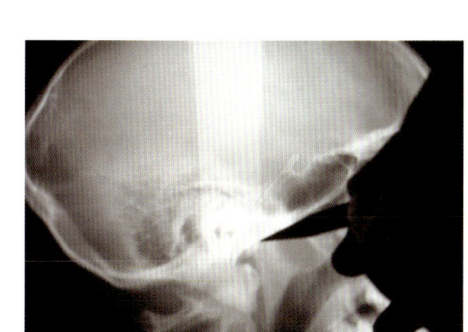

図4　2H程度の鉛筆で解剖学的構造物（骨，歯，軟組織）のトレースを行う．

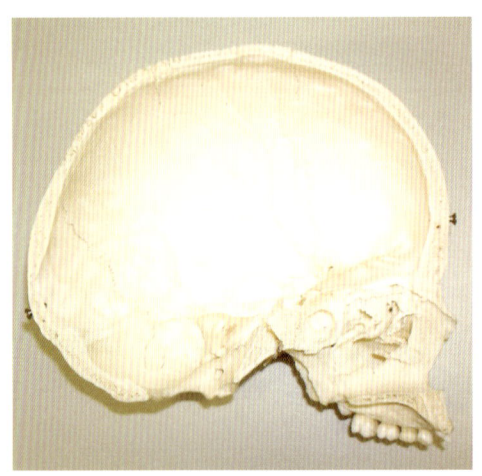
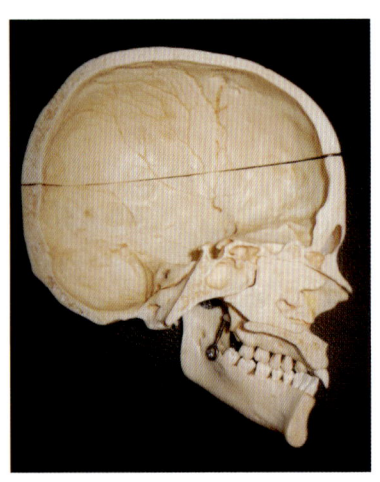

図5 トレースには顔面頭蓋骨の十分な解剖学的知識が必要である．矢状面から観察できる乾燥頭蓋骨（ドライスカル）があると参考になるが，最近では個人での入手は困難である．

図6 本物とはやはり異なるものの，比較的精巧な模型も市販されている．Bony skull half（A280, 3B Scientific 社，ドイツ，現在は販売終了）．

断結果しか導かれないので，たいへん危険である．したがって，大学の歯科矯正学の講座に入局し，セファロのトレースの専門教育を受けたことのない先生にとっては，まずはこの最初のステップで挫折することが多いものと思われる．トレースの勉強には，乾燥頭蓋骨（ドライスカル）があるとおおいに参考になるが，現在は個人では入手が困難である（図5）．その代用としては，比較的精巧な模型が参考になる（図6）．

また，仮にセファロ分析の訓練を受けた矯正の専門医にとっても，トレースは煩わしい作業であることには違いがない．さらには，トレース作業のためのライトボックスを必要とし，さらに作業のためには室内を暗くしなければならないので，たとえ暗室を用意できたとしても忙しい診療時間内に暗室に閉じこもってトレース作業をすることは難しいであろう．したがって，どうしても診療時間外の作業にならざるをえないものと思われる．

トレース図が完成した後は（図7），トレース上で計測点を設定する作業となる．その前に，どのような分析を行うのか，そのためにはどのような計測項目を必要とするのか，それにはどんな計測点（ランドマーク）を必要とするのかを明確にしておく必要がある．それと同時に，その計測項目について分析しようとしている患者と一致した人種別，性別，小児の場合には年齢別と一致した信頼に足る基準値（平均値，標準値，

●セファロ分析の基礎

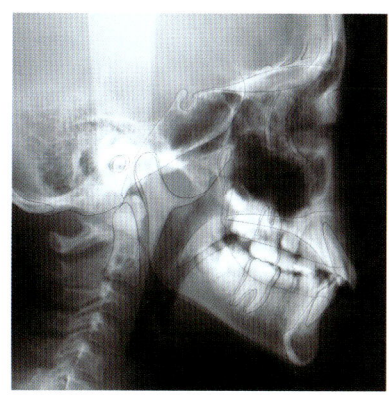

図7 トレース作業が完了したところ. 硬組織だけではなく, 必要に応じて軟組織もトレースする.

セファロ分析　線計測(男子)					
計測項目	年　月　日	年　月　日	年　月　日	年　月　日	年　月　日
N － S					
N － ANS					
ANS － Me					
N － Me					
A' － Ptm'					
Gn － Cd					
Pog' － Go					
Cd － Go					

平均値(SD)					
			Stage		
	5y2m (4y3m-5y11m)	7y8m (6y2m-8y11m)	10y3m (9y0m-11y10m)	12y11m (12y3m-14y4m)	23y7m (19y11m-28y11m)
N － S	62.7(2.0)	64.6(2.8)	66.2(2.3)	69.9(2.7)	71.9(2.6)
N － Me	44.1(2.1)	47.8(2.7)	51.5(3.1)	57.0(3.5)	60.0(2.6)
N － ANS	59.2(2.3)	62.4(3.3)	66.2(3.7)	73.0(4.6)	77.2(4.5)
ANS － Me	101.1(3.3)	107.0(4.7)	115.0(5.5)	127.5(6.2)	136.1(5.7)
A' － Ptm'	42.5(2.5)	44.5(2.1)	46.4(2.4)	49.4(2.5)	51.0(2.6)
Gn － Cd	91.9(2.6)	98.6(4.6)	105.7(4.4)	118.4(5.9)	128.5(4.4)
Pog' － Go	61.0(4.0)	65.1(4.3)	70.6(3.4)	77.3(4.3)	82.1(3.8)
Cd － Go	45.8(3.2)	48.7(3.8)	50.7(3.8)	60.1(3.8)	69.6(4.9)

図8 計測項目と基準値（平均値）を記載した分析用紙を作成.

スタンダード，ノームなどとも呼ばれる）や標準偏差が存在していることを確認する必要がある．なお，基準値のことを正常値とは呼ぶべきではない．なぜならそれ以外の値は異常値という位置づけになるが，セファロ分析は正常か異常かを判断するものではないためである．

あらかじめ分析用紙として作成しておき，書き入れるための分析値を空欄とし，いくつかのステージの基準値，標準偏差などを比較しやすいように作成しておく．この用紙を外注で印刷してしまえばいいのだが，計測項目を変えたいとか加えたいとなると，また分析用紙のレイアウトを変えて印刷し直しということになるので，Excel（Microsoft）などを利用して作成し，必要部数をプリンターでプリントしておく（図8）．また，最近の日本人の急速な体格の向上に伴ってセファロの基準値も

7

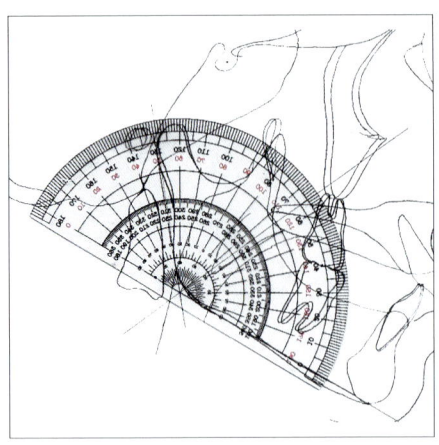 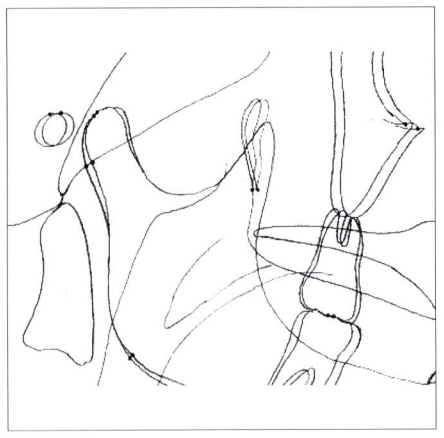

図9 補助線を引いて計測点を設定する計測点も多い．たとえば，Go点は，2本の補助線（下顎下縁平面と下顎枝後縁平面）を引いて分度器で二等分線を求めて設定しなければならない．

図10 左右ある構造物は計測点も2点存在するので，厳密に設定するには中点を求める必要がある．

アップデートされていることがある[1,2]ので，文献などにこまめに目を通しておく必要がある．

　さて，計測点の設定には，目視で直接設定できる点と，定規や分度器などを駆使して補助線を引き，そのうえで正確な設定が必要となる点がある（図9）．また，正中部に存在しない計測点はすべて左右2点存在するので，理論上はそれらの中点を求めて計測点としなければならない（図10）．または，あらかじめ左右ある構造物のラインを平均化した線図形を描いておき（アベレージング作業と呼ぶ），そのうえで計測点を設定してもよい．本来，厳密にはそうして補助線を引いて設定すべき計測点ではあるが，その作業はあまりに煩雑なために目視で設定してしまうことが多いものと考えられる．しかし，計測点が正確に設定されていないとそれ以後の計測値も不正確になるため，その兼ね合いは難しい．また，Ricketts（リケッツ）分析に使用されるXi（ザイ）点のように絶対に補助線が必要な点もあり，すべて補助線を省略できるものではない（図11）．一方，すべて厳密に設定しようとすれば膨大な時間を必要とするばかりか，計測に使用する補助線ばかりで非常に見にくいトレースとなり，場合によっては計測点や補助線を誤認するということも考えられる（図12）．

　次に，各計測点間の距離をノギスや定規で測定したり（線計測または

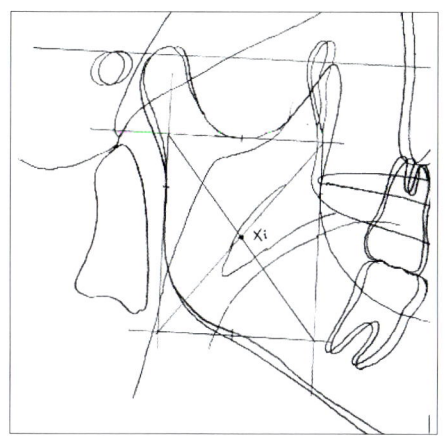
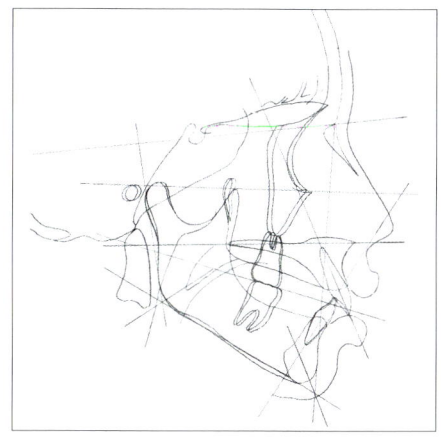

図11 Ricketts分析で使われるXi点は，補助線を省略して目視で設定することはできない計測点である．

図12 角度分析のための代表的な基準平面．補助線と基準平面が複雑になってしまうので計測部位を間違えないように注意しなければならない．

距離計測と呼ぶ），計測点を線で結んで交差する角度を分度器で測定したり（角度計測と呼ぶ）する作業が待ち構えている．これはどんな分析法を使用するのか，どれだけの計測項目を必要とするかによって作業は大幅に変わる．正確な分析のためにはできるだけ多角的に分析を行うべきであるが，逆に計測項目が多いと相反する結果にもつながりやすく，解釈に戸惑うことも多い．

　また，計測点を線でつないだ図形によって分析（顔面図形分析，ダイヤグラム分析，プロフィログラム分析と呼ぶ）がなされることもある．これもあらかじめ患者と一致した人種別，性別，年齢別の基準図形が必要となる．この方法の欠点は，基準図形との重ね合わせの基準点，基準平面の選択によって解釈が大きく変わってしまうことである（図13）．したがって，何種類かの重ね合わせを作成する必要があるかもしれない．図形分析は，ビジュアルな結果であるので，患者に対する説明にはわかりやすいため多く利用されている．なかには，線計測，角度計測はきわめて煩雑なので図形分析だけですませてしまうこともあると思われる．

　すべての計測値をすでに用意してある分析用紙に記載して分析が終わりではない．むしろここからが肝心である．求めた計測値をそれぞれの基準値と比較して解釈しなければならない．標準偏差（SD）が用意されている平均値（基準値）であれば，SD値を求めるとわかりやすい．SD値は以下のようにして求める．

　SD値＝（計測値－平均値）÷標準偏差

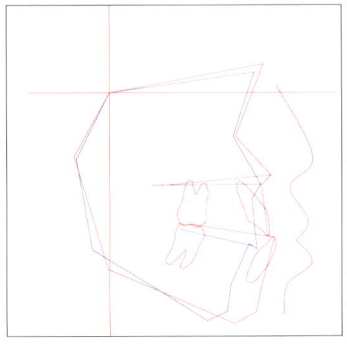 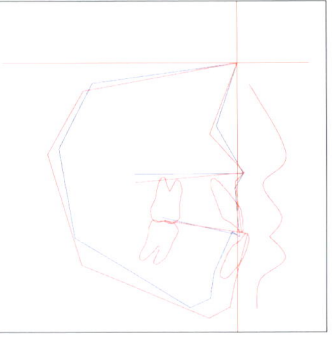 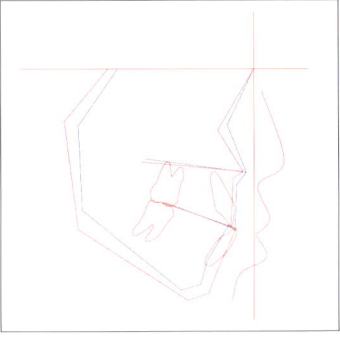

図13　赤が患者，青が標準．図形分析は，基準図形との重ね合わせ部位によって解釈が大きく異なることがある（左はFH平面とS点での重ね合わせ，中央はFH平面とN点での重ね合わせ，右はSN平面とN点での重ね合わせ）．

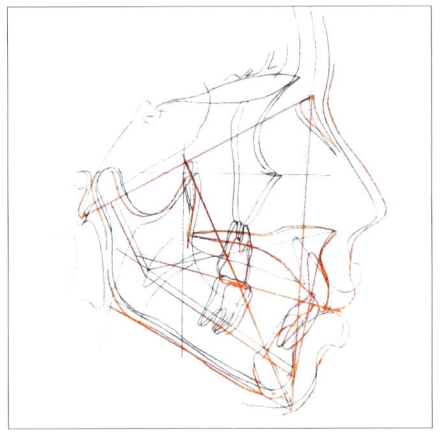 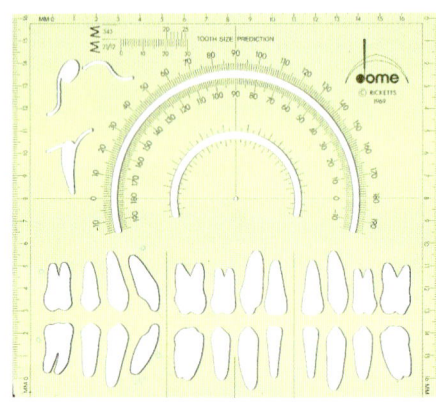

図14　治療予測図を意味するVTOの作成例．ここまでつくるにはかなりの煩雑な作業が必要となる．

図15　Ricketts分析のために使用される専用の定規．面倒な作業を少しでも簡素化するために考案されたものである．

　その結果，SD値が1より大きいか，あるいは小さいかどうかが一つの判断基準となる．これらの結果と図形分析を同時に行う場合はそれらを考え合わせて総合的に顎顔面形態の評価を行うこととなる．さらには，患者が成長期にある場合は，短期または長期の成長予測を行う必要がある．代表的なものとして，Rickettsの成長予測法などがある．その具体的方法は成書[3, 4]を参考にしてほしいが，煩雑で必ずしもやさしい作業ではない（図14）．予測図の作成には，Ricketts分析専用の定規も必要となる（図15）．

　トレースから始まるこれらの一連の作業は，これまで述べたようにかなり煩雑で根気のいる作業であり，慣れていない先生にとっては半日くらいあっという間につぶれてしまうに違いない．しかも，分析だけでへ

とへとに疲れてしまっては何にもならない．むしろ頭を使って考えるのはここからである．問診や診査結果，パノラマエックス線などの他のレントゲン，模型分析，機能分析や成長分析などさまざまなデータから総合的に考えて治療目標を設定し，治療計画を立案するためにセファロ分析を行ったことを忘れてはならない．

　治療計画が立案されたところで，いよいよ患者に診断結果と治療方針を説明して理解し納得してもらわなければならない．しかし，計測した汚いトレースをそのまま見せることはためらわれるだろうし，計測値を見せて説明しても理解してもらうことは無理であろう．患者にとっては，「私の頭のレントゲンを使って線を引いたり計ったりして時間をかけ苦労して調べてくれたみたいだ」と思ってもらうのが関の山かもしれない．患者にとっては，まだ図形分析のほうがわかりやすいと思われるが，それでも本質を理解してもらうのはたやすいことではない．前述したように，図形分析では重ね合わせの方法によって解釈が大きく変わるので，医療提供側にとって都合のよいものだけを提示することができるともいえる．

　このように，従来から行われてきたアナログ方式のセファロ分析は，地味で根気のいる作業が必要であったのである．そこで，セファロ分析をすべてデジタル化することによって，作業効率が大幅に向上することになる．次にセファロのデジタル化の利点について述べる．

③ セファロのデジタル化の利点について

　従来のセファロのレントゲンフィルムをデジタル化するには，レントゲンフィルムを透過ユニットが取り付けられたスキャナーでコンピュータに取り込む必要がある．しかし，四つ切や六つ切のセファロのフィルムをすべて取り込める透過ユニットが取り付けられるスキャナーは普及製品にはなく，業務用となり比較的高価なものになる（図16）．また同時に，こうしたスキャナーは意外に大きく，昨今のコンピュータがコンパクトになったのとは反対に，狭い診療室を占有してしまいがちである．しかし，それらの欠点は，余りあるメリットがあることから考えれば些細なことといえるかもしれない．また，最近ではセファロ分析に必要な領域が十分に取り込める普及製品も存在する（図17）．購入するにはこのタイプをお勧めしたい．

　もし，トレースする技術をもちその手間をいとわないのであれば，ト

Chapter1

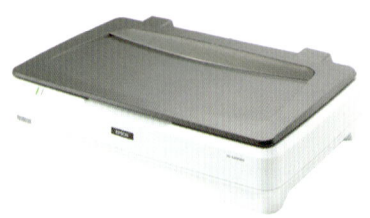

図16 A3までの透過原稿ユニットが取り付けられる大型の業務用スキャナー（DS-G20000，エプソン，約30万円．オプションの透過光ユニットDSA3FLU1，約10万円，透過光の読み足りサイズは309×420mm）．

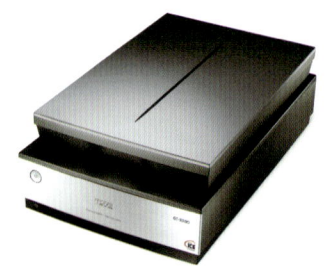

図17 セファロ計測に必要な領域が取り込めるパーソナルユースのスキャナー（エプソンGT-X980，約6万円，透過光読み足りサイズは203×254mm）．

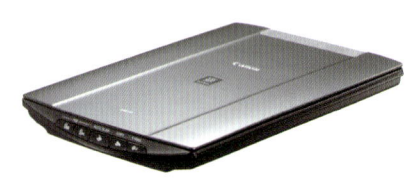

図18 薄型の廉価なスキャナーは，レントゲンの取り込みはできないが，コンセントが不要や縦置きできるものもあり，場所が占有されない（CanoScan LiDE 220，キャノン，約2万円）．

レースしたものを安価なスキャナーで取り込めるので，スキャナーへの投資が最低限ですむうえ，立てかけるタイプのスキャナー（またはモバイルスキャナー）とノートパソコンなら場所も占有しない（図18）．その場合でも準備するものはトレースだけで十分であり，計測点などをトレース用紙上に設定する必要はない．しかし，透過ユニットが取り付けられるスキャナーがあれば，セファロだけではなくパノラマやデンタル，成長分析に使用する手部エックス線など他のレントゲンフィルムも取り込めるので，画像管理をするうえでたいへん便利である．なお，現在急速に普及しているデジタルレントゲン・システムが導入されている場合はスキャナー取り込みの作業が不必要であるうえ，鮮明なデジタル画像が安定して得られるのでこの作業は不要となる（図19）．逆に，せっかくデジタルで撮影されたセファロをわざわざプリンターで出力し，そのうえでトレース作業をするとすれば，像が不鮮明になってデジタルレントゲンのメリットが生かせないばかりか，コストも時間もたいへん無駄

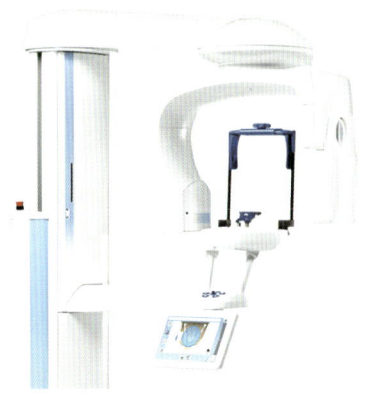

図19 デジタルレントゲンを使用すれば，スキャナーを必要とせず鮮明なデジタル画像が安定した条件で容易に得られる．パノラマはもちろん，3Dに対応したものなどさまざま（ProMax 3D，Planmeca）．

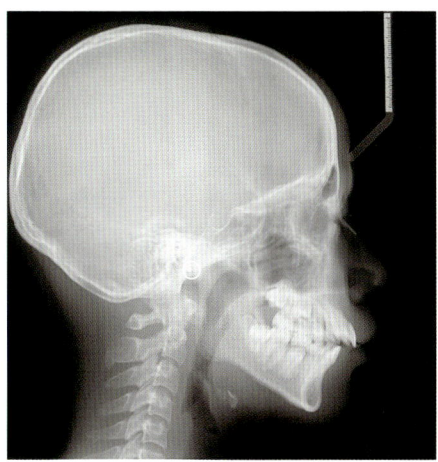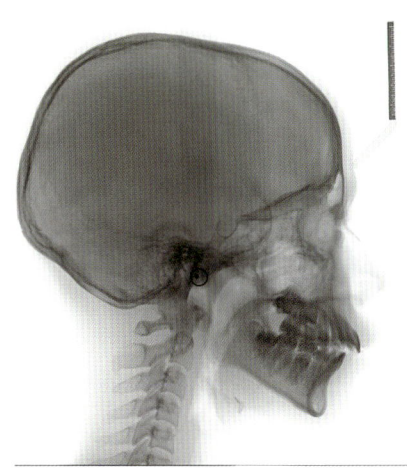

図20 オリジナル画像（左）から画像処理ソフトを使用して白黒反転させた例（右）．

になる．

　パーソナルコンピュータに取り込んだセファロ画像は，必要に応じてPhotoshop（Adobe Systems）やPaintShop（Corel）のような画像処理ソフトウェアを使用して，より見やすくなるように白黒反転したり（図20），コントラストなどを調整したりすることもできるが，基本は骨も軟組織もできるだけ読影が可能になるようにコントラストのいい条件でスキャナーに取り込むようにすべきであり，非可逆的な画像処理を行ったうえでの上書保存は避けたほうが望ましい．

　取り込んだセファロ画像は，セファロ分析ソフトを使用してトレースを行わずにモニター上で計測点の設定を行うことができる．したがって，モニターはCRTタイプでも液晶タイプでも構わないが，できるだけ明るくコントラストの強いモニターが望ましい．また，モニターサイズが大きいほうが作業効率はよい．また，デスクトップパソコンでもノート

Chapter 1

パソコンでも構わないが，ノートパソコンの場合はタッチパッドを使用するのではなく，必ずマウスを使用すべきである．有線でも無線でも構わないが，読み取り方式はレーザー式やBlueLEDタイプといったマウスがお勧めである．タッチタイプのモニターも普及してきており，タブレットタイプなど好みにより選択肢が増えてきた．しかし，タッチタイプでも指のみで正確に計測点を設定するのは難しいと思われるので，マウスによる計測点の修正が必要である．

　計測点の設定の際に必要な補助線なども，すべてコンピュータのソフトを使用してモニター上で引くことができる．中点や二等分線などはコンピュータが自動で計算してくれるので，手作業よりも効率がはるかによい．計測点の設定が終われば，基本設定がされていればあとはクリック一つで望みの計測値や図形分析結果がすべて瞬時に表示される．しかし，対応した分析法，基準値，操作手順などは用いるセファロ分析ソフトによって異なっているので，購入前によく確認が必要である．もちろん，値段も大きく異なる．ソフト選択の際は，値段に加えて，自分の使用したい分析が可能であることはもちろんのこと，日本語対応であること，バージョンアップをよく行っていること（ユーザが多い証拠である），基準値が日本人になっていること（特に海外開発のソフトでは白人の基準値になっていることがある），画像管理がしやすいこと（ファイルの取り込みがしやすく，データベース機能があると検索しやすい），サポートがしっかりしていてユーザの声に耳をきちんと傾けるメーカーであること（耳を傾けるだけではなく，対応が早いことが重要である），などである．

　本書ではわが国の代表なセファロ分析ソフトの一つとして，Windows対応版である"WinCeph"の最新バージョンである10および11（バージョン11は管理医療機器の汎用画像診断ソフトとして認証されたもの）を利用して解説していくが，他のセファロ分析ソフトをすでに使用中であっても分析の基本的な考え方は参考になるはずであるし，いずれのソフトも持っていない場合は，本書で提供しているWinCeph機能限定版で本書に従って操作しながらセファロ分析の実際を学ぶことができる．なお，この機能限定版は，ユーザが新規に患者の登録はできないものの（図21，22），CD-ROMの中のサンプル画像を利用すればすべての機能を体験することができる．どんな分析ソフトでも，計測点の配置は自動では行ってくれないが，補助線など分析を支援するさまざまな機能を有しているので，うまく活用するとたいへん時間の節約になる

1 セファロ分析の基礎

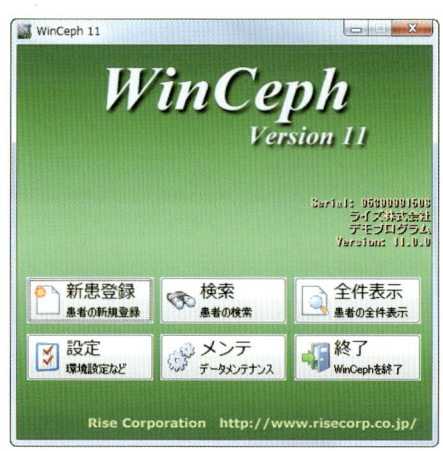

図21 筆者がWinCeph 9まで開発にかかわったセファロ分析ソフトの最新バージョンであるWinCeph11のオープニング画面. 本書ではこのソフトを使用して説明するが, バージョン9および10でも分析に関しては基本的には同じである.

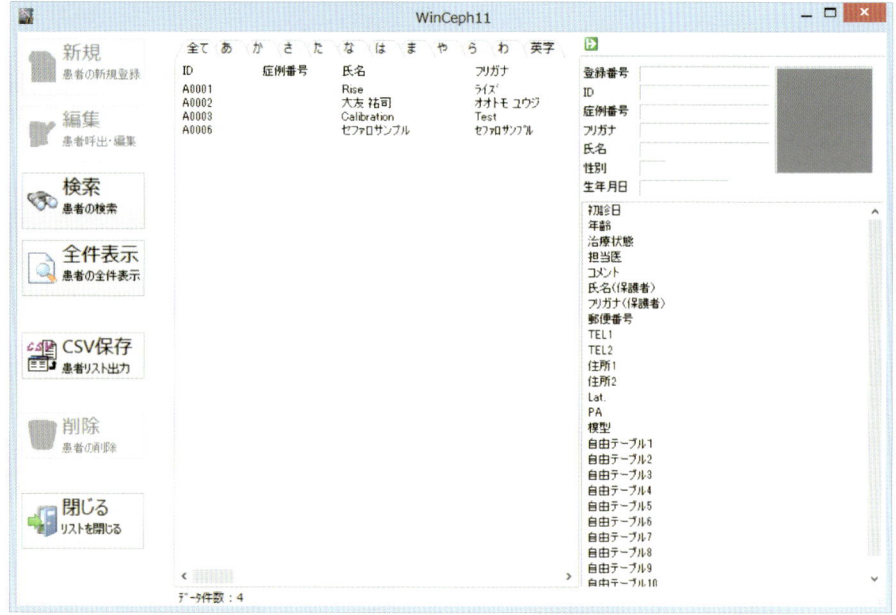

図22 患者選択の画面

　本書で提供しているWinCeph機能限定版では, ユーザが新規に患者の登録はできない. そのため, オープニング画面（図21）上列の左にある「新規登録」ボタンと, 本図における左上の「新規」ボタンは機能しないようになっている. しかし, その他の機能はすべて利用が可能になっている.

（図23）. 将来は, 自動的に計測点を設定してくれる機能が付加される時代が来るかもしれない. しかし, その場合でも正しい位置に設定されているかどうかの確認と, 誤っていた場合に正しい位置に修正する必要はあるだろう.

　デジタル化されたセファロは計測が終わり次第にデータを削除するのではなく, データベース化し, 必要なときにすぐ取り出せるようにする

15

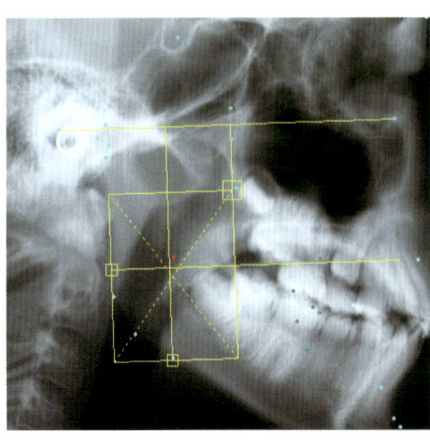

図23 手計測では設定の面倒なXi点も，WinCephを使えば自動的に補助線を引いてくれるので設定は容易である（図11参照）.

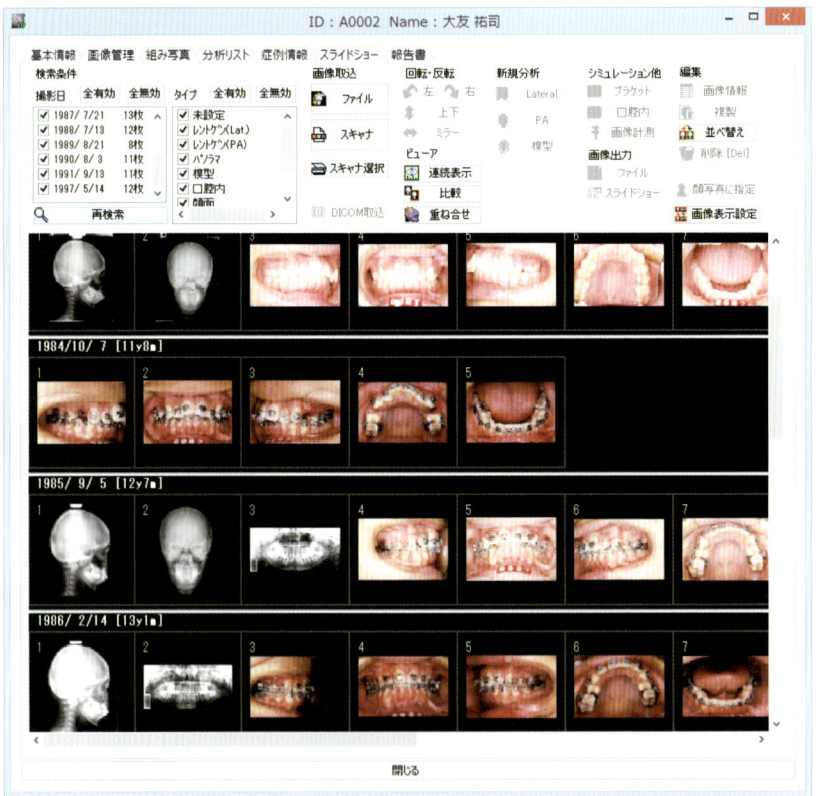

図24 セファロだけではなく他のレントゲンや口腔内写真などを画像データベースとして一括管理できる.

こともできるため，レントゲンフィルムや計測結果をすべてプリントアウトしてカルテと常に一緒に保管する必要がなくなる（図24）. 顔面写真や口腔内写真，他のレントゲン写真などを撮影日ごとに管理することができる. さらに，コンピュータを相談室（カウンセリング・ルーム）

● セファロ分析の基礎

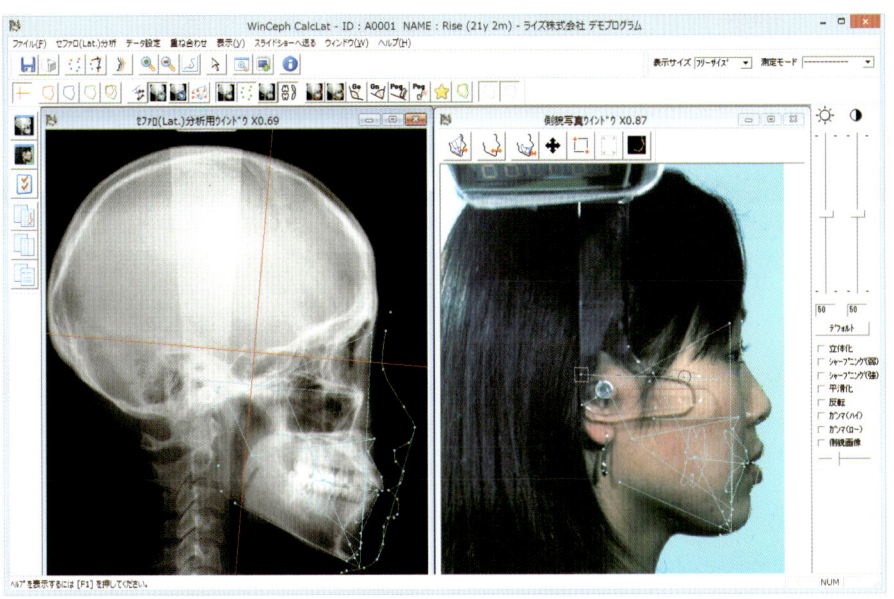

図25 患者への説明にも便利なコミュニケーションツールとして活用できる．

に置いておくことにより，患者への説明にプリント出力した診断結果ではなく，診断過程についてモニター上で必要な情報を切り替えてプレゼンテーションすることにより，患者にとっても理解がしやすくなり双方にメリットが生じるものと思われる（図25）．

　ただし，得られたセファロの計測結果から，治療目標の設定や治療方針を立案するまでの一連の作業は従来のアナログ方式のセファロ分析による方法でもデジタル方式による方法でも基本的に同じであり，計測結果から自動的にすべての診断や治療方針まで導いてくれるわけではない．また，コンピュータを用いてセファロ分析を行うことで，セファロ上の計測点設定のための解剖学的知識や計測値の意味を理解する必要がなくなったということでもない．あくまでコンピュータはセファロ分析を支援してくれる道具にすぎない．むしろ，これまで人間が膨大な時間をかけて行っていたトレースから計測点の設定，計測などの煩わしい作業をコンピュータに肩代わりしてもらうことによって，大幅な時間の節約になるため，それによって生み出された時間を利用して治療方針の立案や治療経過の評価に一層時間を注いでもらうことに真のデジタル分析の意義があるといえる．

2 デジタル方式のセファロ分析の準備

1 セファロのデジタル化の実際

　コンピュータを利用してセファロ分析を行うためには，まずはセファロのレントゲンフィルムをデジタル画像に変換しなければならない．前章で述べたように，すでにデジタルレントゲン・システムが導入されているなら，画像が最初からデジタル化されているため，この最初の最も面倒なステップは省略される．ただし，デジタル画像のフォーマットがDICOMなどの医用画像形式になっている可能性があるので，一般のパーソナルコンピュータ（パソコン）で読み込んでセファロ分析ソフトに読み込める画像形式（jpeg，BMP，TIFFなど）にレントゲン付属のソフトを使用して変換し，パソコンにファイルを転送する必要がある．この点について不明なことがあれば，デジタルレントゲン・システムの取扱説明書を参照していただくか，メーカーに問い合わせしていただく必要がある．なお，WinCeph 11の正式版ではDICOMによる取り込みに対応しているため，画像形式の変換作業は必要ない．

　さて，ここではセファロのレントゲンフィルムを，オプションとして透過原稿ユニットが取り付けられたスキャナーで取り込む作業について説明する．スキャナーに透過原稿ユニットが取り付けられ，かつ少なくともセファロの軟組織を含む顎顔面部を取り込める範囲に対応した機種である必要がある．この要件を満たすスキャナーは前述したようにビジネスユースに属するものが望ましいが，セファロ計測に必要な領域が十分に取り込めるパーソナルユースのスキャナー（**1章図17**参照）で全く問題ない．

　最近主流のプリンター複合機はスキャナーも付属しているが，それらは透過原稿ユニットを取り付けることはできない．そのような場合では，トレースしてその原稿を読み込むことにすれば，後は全く同じ操作で分析ができる．むしろ，計測点の設定は，はるかにやりやすくなるのでトレースの能力があって作業が煩わしくなければこの方法はたいへんお勧めである．透過原稿ユニットの取り付けられないスキャナーの上蓋をは

❷ デジタル方式のセファロ分析の準備

ずして透過原稿ユニットの代わりにライトボックスを下向きに置いてもうまく取り込めるという報告もある．多少の光線のむらを気にしなければ賢い方法である．また，スキャナーを使わずにデジタル化する方法もある．セファロをライトボックスに載せて，三脚で固定したデジタルカメラで真上から撮影するやり方であるが，正しく設定しても位置がずれることもあるし，レンズでは必ず周辺が歪むので計測は不正確になり，お勧めはできない．

セファロ画像をコンピュータに取り込むステップは，その後に行う一連の分析が容易になるかどうか，また信頼性の高い計測結果が得られるかどうかを決めるたいへん重要な要因となる．スキャナーでセファロ・フィルムをデジタルに取り込む際に考えることがいくつかある．一般に，スキャナーを動作させるにはTWAINに対応したドライバを利用する．TWAINというのはスキャナーのような画像入力用の規格である．以前はSCSIという規格でコンピュータとの接続を行っていたが，現在ではUSBによる接続が標準となり，無線LANを利用した接続もできる機種が増えた．これをスキャナー付属の入力ソフトや，Photoshop (Adobe Systems) のような画像処理用ソフトから呼び出して使用することになる．もちろん，セファロ分析ソフトWinCephから直接呼び出すこともできる．

ここでは，エプソンのスキャナーを例に説明する．画像処理ソフトの「インポート」からスキャナーを選択してドライバを呼び出す（図1）．このデザインは，メーカー・機種・バージョンによって異なるが，基本的な設定は同じである．まず，透過原稿ユニットを作動させるために原稿種を透過原稿に変える（図2）．次に，フィルムタイプをポジフィルムに（図3），イメージタイプを8bitグレーに変える（図4）．8bitグレーというのは，2の8乗，すなわち白から黒までの256階調のグレーを扱うという意味である．12bit，16bitのようになると扱う階調が増えるが，一般にパソコンでは256階調までしか扱えないし，人間の目では区別がつかないので特別な用途以外では必要はない．デジタルレントゲンで撮影した，より階調の大きい

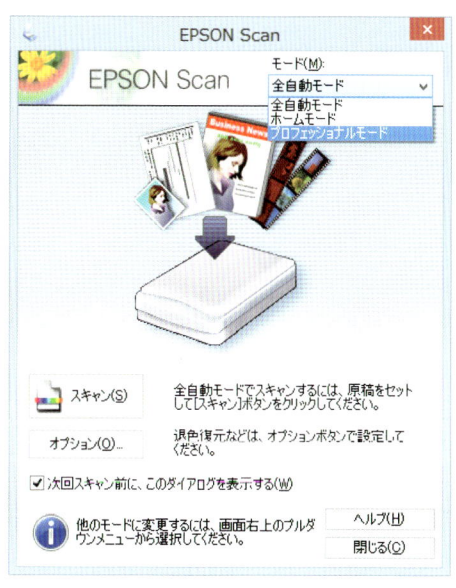

図1 TWAINドライバの例（エプソン）．

Chapter2

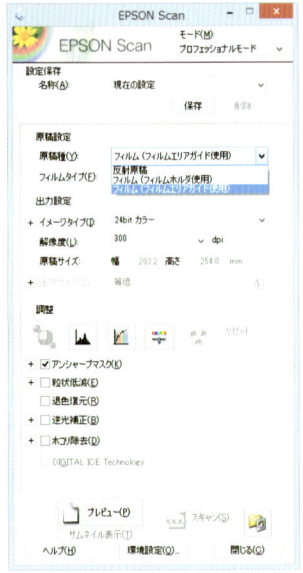

図2 原稿種を透過原稿に変更する.

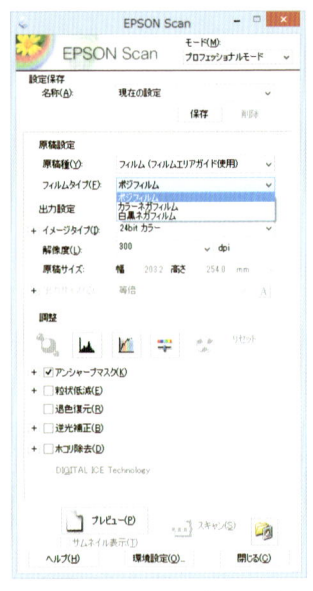

図3 フィルムタイプをポジフィルムにする.

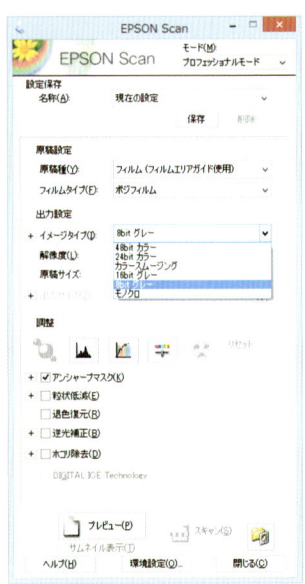

図4 イメージタイプを8bitグレーにする.

画像も，パソコンで扱うために8bitに変換する必要がある．

次に，解像度を設定するが，これは用途と考え方によって異なる（図5）．理論的には，解像度が大きいほど画像サイズが大きくなるため，計測の誤差は少なくなると考えられる．しかし，ファイルサイズが大きくなると，モニター上で1画面では表示できないため，スクロールしながら計測しなければならず操作が煩わしくなる．モニターの解像度を1,024×768ピクセルで使用している場合は，100dpi程度で取り込むとほぼスクロールなしで計測できる（図6）．より大きなモニター，すなわち解像度が高いモニターを使用できる場合はむしろ150～200dpi程度のほうが望ましい．また，セファロ計測にあたり，取り込んだ解像度に応じてキャリブレーションという実測値への換算処理を行うので，いったん決めた解像度は変えないようにする．もし，解像度を変えて取り込んだ場合は，改めてキャリブレーションし直さなけ

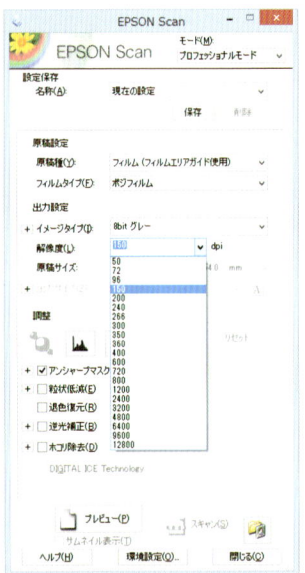

図5 解像度を適切な値に設定する.

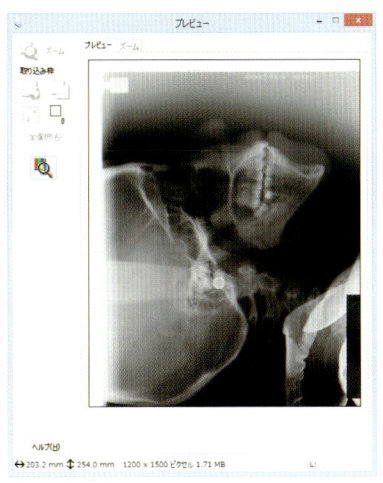

図6 モニターの解像度を1,024×768ピクセルとし，100dpiで取り込んだ画像を等倍で表示させたところ．スクロールなしにすべての計測点が設定可能であることがわかる．

ればならないので，混乱をきたす恐れがないように十分な注意が必要である．

　256階調とはいっても，偏った階調しか扱っていないのでは条件のいい画像とはいえない．すなわち，全体に暗すぎる画像，または明るすぎる画像というのは，どちらかに偏った階調しか利用していないことを意味する．そこで，取り込みの際に，自動露出補正をかけるとよい．自動露出補正を自動的に実行するように設定することもできるし（図7），マニュアルで行うこともできる．以上ですべての設定が終了したところで，プレビューを実行する（図8）．このプレビュー結果を見て取り込み範囲を指定するが，そのとき不必要に大きく指定しないようにする．なぜなら，自動露出補正は選択され

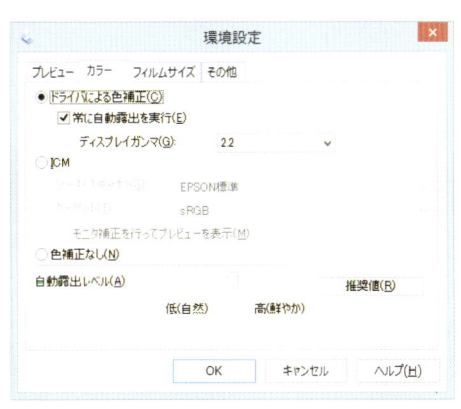

図7 環境設定から自動露出を行うかどうか設定できる．

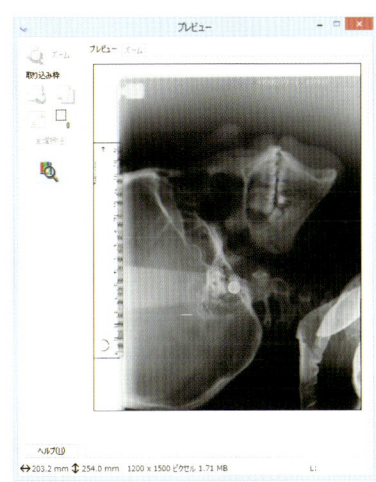

図8 プレビューを実行した結果．

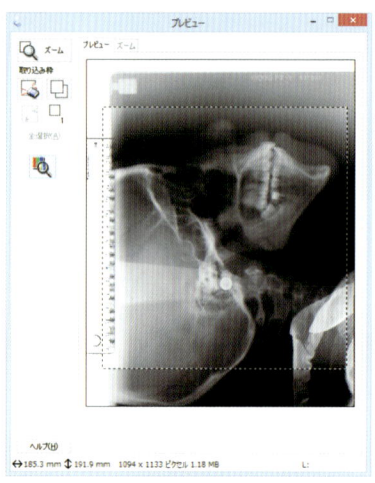
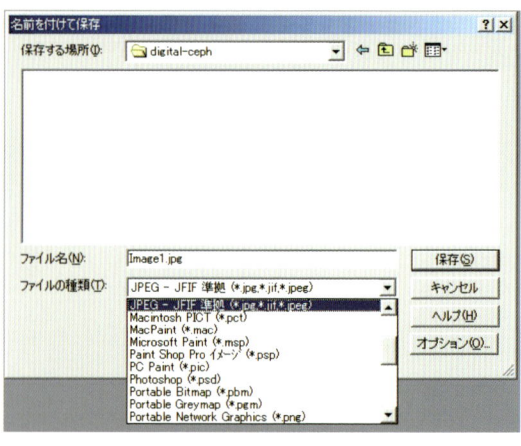

図9　取り込み範囲を指定すると自動露出補正される設定になっている．

図10　画像フォーマットを選択して名前を付けて保存する．

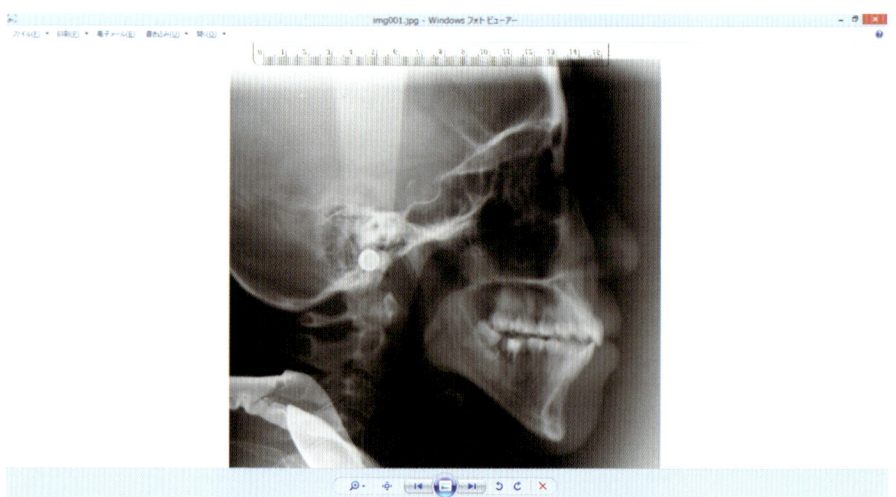

図11　取り込んだセファロ画像（必要に応じて回転・左右反転などして保存する）．

た指定範囲で適切に実行されるので，範囲設定の部位と大きさにより露出補正結果が影響を受けるからである（図9）．取り込み範囲が決定したらスキャンを実行して取り込む．取り込んだ画像はjpeg（拡張子は.jpg）またはBMP（拡張子は.bmp）などの一般的な画像ファイルフォーマットで保存しておく（図10）．取り込んだ画像は必要に応じて回転や左右反転などを行って鼻が右を向くような位置で上書き保存する（図11）．

❷ データの整理

　取り込んだセファロ画像ファイルをどのように管理するかは使い勝手にかかわる重要な問題である．セファロ分析に使用した後も削除する必要はなく，ハードディスクなどに余裕がある限りそのまま患者ごとに整理して保存しておく．100 dpi で取り込んだセファロの画像は jpeg で保存した場合，わずか 80 KB 程度にすぎない．1 TB（1,000 GB）を超える大容量のハードディスクが低価格で容易に手に入る現在においては，そのまま内蔵ハードディスクに保存しておくとよい．あとは万一に備えてバックアップのためにときどき外付けハードディスクや DVD±R/RW などのリムーバブルメディアに保存することだけを心がければよい．問題はどのように整理していくかということに尽きる．せっかく保存した画像ファイルを必要なときにすぐに取り出せなければ意味はない．セファロは画像ファイルを開いてみればどの患者のものかわかるというものでもない．少なくとも症例番号と撮影日のデータはファイルと関連づけられていなければならない．

　そこで一番原始的な管理方法は，症例番号や患者名をつけてフォルダを新規作成して，そこに 20141129.jpg のように撮影日がわかるようなファイル名をつけて保存することである．しかし，ここにパノラマレントゲンや，顔面，口腔内写真などもデジタル情報として管理しようとすればファイル名だけでは管理が難しくなる．市販の比較的安価な画像管理用ソフトもいくつかあるのでこういうものを活用してもいいが，ここで紹介している WinCeph は，セファロ分析だけではなく，強力な画像データベース機能を有しているのでこれですべて管理してしまうのが便利である．そうすれば，撮影が終わった各種レントゲンなどの資料は，日常診療で使用するカルテと別に保存しておくこともできる．

　セファロ以外の資料のデジタル化についても簡単に述べておきたい．パノラマ，顎関節，デンタル，手部のレントゲンなどはセファロと同様の条件で取り込んで整理することが可能である．また，顔面写真や口腔内写真をデジタルカメラで撮影しておけばそのままデジタル画像として管理できる．安価なデジタルカメラやスマートフォンであっても 1,000 万画素クラスであり，十分な解像度である．しかし，顔面写真では問題ないが，条件のいい口腔内写真を撮影することは実は難しい．市販のデジタルカメラではストロボの位置関係から，歯列の遠心まで光が届かないことが多い．また，接写の条件で全体にフォーカスの合った画像を得

Chapter 2

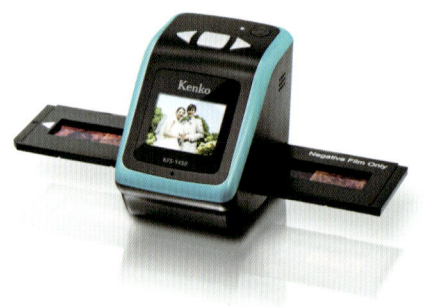

図12 フィルムスキャナーの例（ケンコー KFS-1450）.

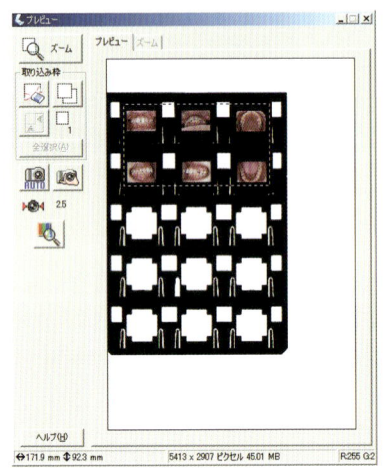

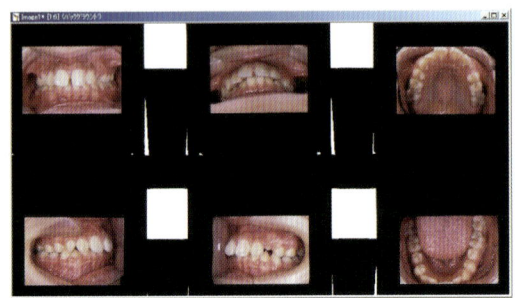

図13 35mmスライドをまとめてスキャナーで取り込みを行うことができる.

ることは意外に難しいものである．特に口蓋や舌に焦点が合って歯列がぼけてしまう失敗はよくありがちである．そこでやや高価にはなるが，リングストロボが取り付けられる一眼レフタイプのデジタルカメラ，できれば口腔内撮影用にあらかじめ設定されている専用のカメラが望ましい．従来からの一眼レフを利用してスライドとして保存している場合は，スライドを取り込むために35mmフィルムスキャナーが必要になる（図12）．しかし，3,000dpiなどの高解像度を必要としない場合はセファロ取り込みに使用したスキャナーを使って，スライドを何枚か並べてまとめて取り込むことができる（図13）．その場合の取り込み条件は24bitカラーとし，解像度はそのスキャナーの性能範囲でできるだけ大きくする．その後は画像処理ソフトで画像を分割・トリミングして保存する．WinCephではすべての画像ファイルを画像データベースとして管理できる（図14）．これは将来的には電子カルテにつながることに

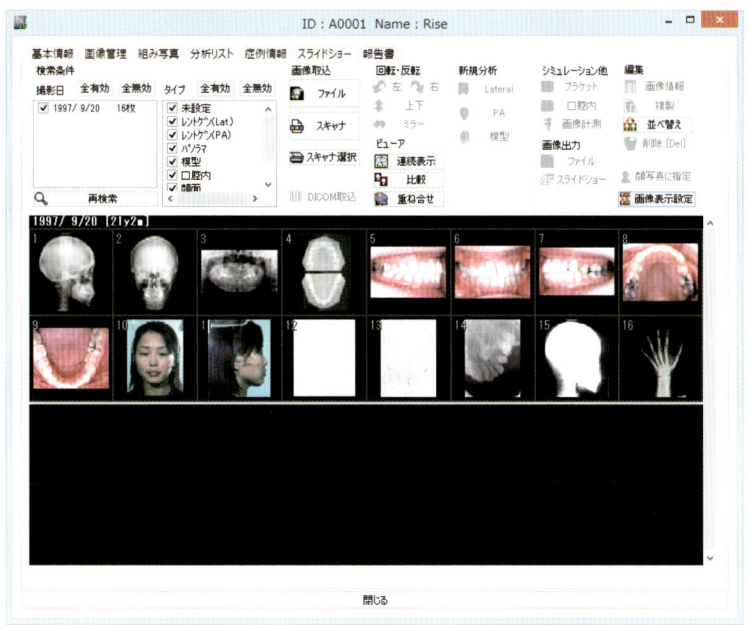

図14 WinCephに取り込んですべての画像を管理できる．撮影日などで検索が可能となり，画像データベースとして利用できるようになる（この画像管理のなかで，「画像表示設定」ボタンから表示方法の変更ができる）．

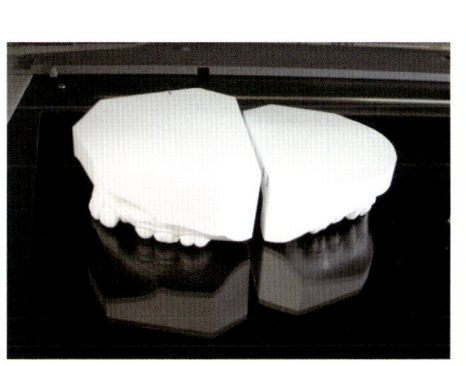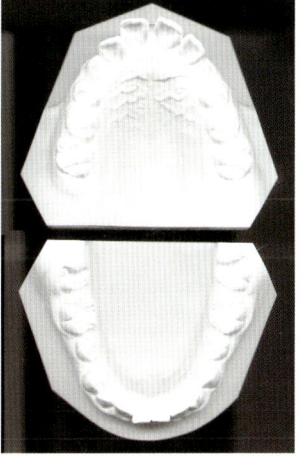

図15 スタディモデルをスキャナーで取り込むと咬合面観の画像が得られる．この場合は透過原稿ユニットを使用しない．

もなるであろう．歯列模型も直接スキャナーで取り込むことによって，意外にきれいな咬合面観が得られるものである（図15）．この画像を使って，WinCephでは，アーチレングスディスクレパンシー（ALD）を2次元上で測定することもできる（図16）．

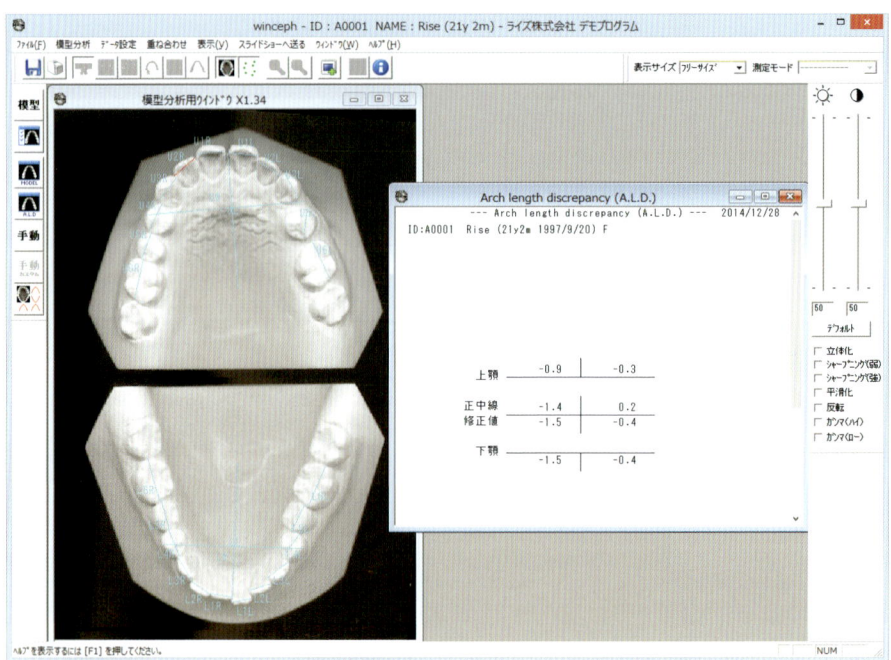

図16 アーチレングスディスクレパンシー（ALD）をデジタル画像上で測定できる．

③ 患者とのコミュニケーションツールとしての利用

　インフォームドコンセントの重要性については，今さらここで述べるまでもない．特に，矯正歯科臨床では治療計画や料金について説明する前に，まずは診断結果をよく理解してもらう必要がある．そこで，これらのデジタルデータをうまく活用することによって，患者とのスムーズなコミュニケーションを図るための便利なツールにもなりうる．

　セファロを例にとると，従来はライトボックス（シャーカステン）の上にセファロを乗せ，トレースや図形分析結果などで顔面骨格系の問題点を指差しながら説明していたことと思う．しかし，患者，あるいはその保護者はどれだけのことを理解できたのであろうか．セファロの計測値は重要だが，いくら説明しても理解できるものではない．むろんこれは，コンピュータを使ったからといって簡単に理解してもらえるものではない．しかし，ボタンのクリックだけで，瞬時にセファロ画像からダイヤグラムや顔貌の画像へと切り替えることも，同時に重ねて表示することもできるので，正確に理解はできないまでも，はるかにとっつきやすいことは間違いない（図17）．必要であれば，診断結果をプリントアウトしたうえで書き込みをしながら説明してもいいし，きれいに出力し

❷ デジタル方式のセファロ分析の準備

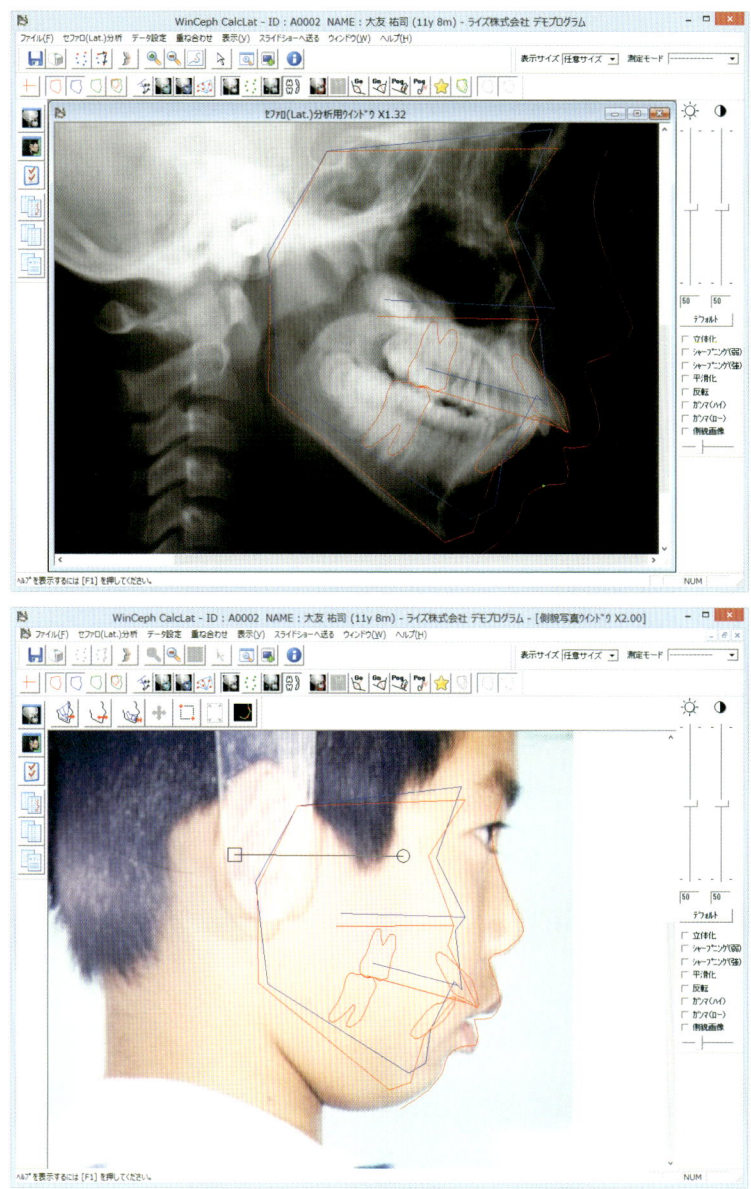

図17 セファロ画像（上）や顔貌画像（下）と図形分析の結果を重ね合わせて表示したところ．

て患者に差し上げることもできる．治療結果のシミュレーションや，ブラケットを金属にするか，セラミックやプラスチックの審美ブラケットにするかのシミュレーションもWinCephでは可能である（図18）．

また，動的矯正治療が終わったとき，あるいは保定終了時などに，初診時と終了時の口腔内写真を並べてレイアウトして出力し，記念として患者に渡すようにすれば喜んでくれる．他の歯科医院から患者を紹介さ

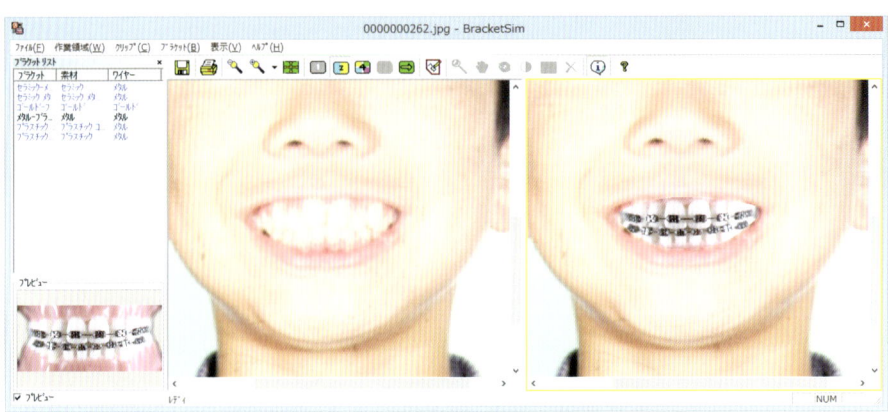

図18 ブラケットの種類によって見え方の違いを説明できる.

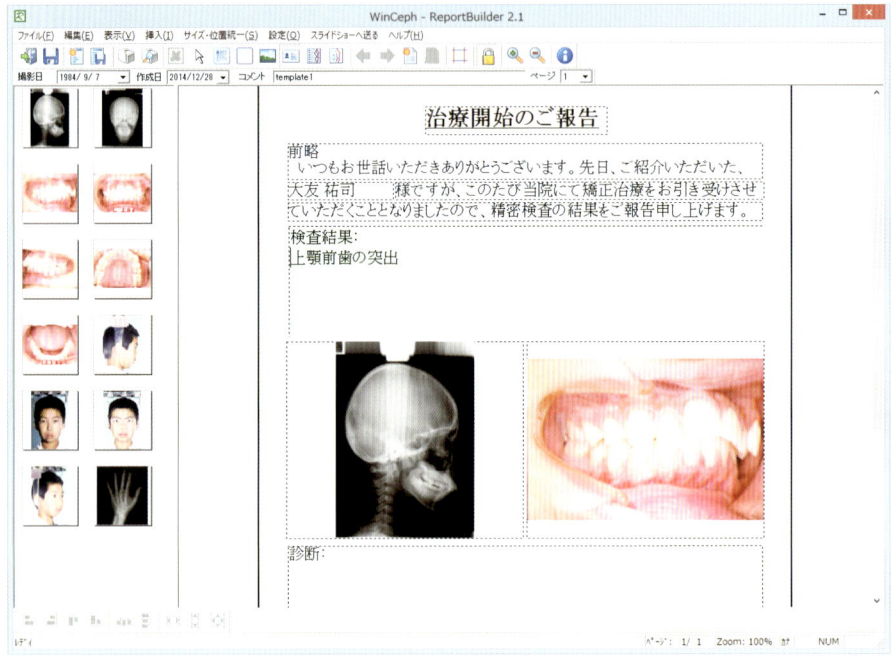

図19 テンプレートを利用してすでに登録してある画像を貼り付けることにより,報告書が短時間で完成する.

れた場合は,診断結果,治療計画も含めて報告するとよい.WinCephには,すでに登録された画像を利用して,報告書を作成する機能があるので便利である(図19).あらかじめ自分で患者紹介用や紹介に対する御礼,報告などのテンプレートを用意しておけば,簡単に短時間で作成できる.

　転医の必要がある場合には,これまではレントゲンフィルムや顔面・口腔内のスライド写真を複製(デュプリケーション)する必要があった.

しかし，転医先の了解さえ得られれば，デジタルファイルのまま DVD などのメディアにコピーして送ることも可能である．あるいは，ファイルサイズがそれほど大きくなく，転医先のメールアドレスが既知であれば，メールに添付して送ることも可能である．もし転医先が同じセファロ分析ソフトを使用しているのであれば，解析結果も併せて分析結果を抽出してファイルとして送ることも可能である．デジタルデータは，簡単にそして全く同じものが何枚でもコピーできるというのが最大のメリットでもある．もちろん，患者の個人情報の保護には十分注意を払う必要がある．

　以上のように，セファロ分析をすべて手作業で行うアナログ方式から，コンピュータを利用するデジタル方式のセファロ分析法へと変わりつつある．デジタル化は，セファロ分析だけではなく，模型または直接口腔内を3次元でスキャニングすることによってデジタル化され，セットアップモデルなどの治療シミュレーションやブラケットポジショニング，ワイヤーの屈曲までコンピュータでデザインされる時代になりつつある．そうなればもはや石膏模型さえも不要となる．そこには，単なる作業効率だけでは説明できないあらゆる面での違いがあることが理解できる．

　なお，WinCeph は日本語版のほかに，英語版，中国語版，韓国語版，フィンランド語版が存在している．

3 デジタル方式のセファロ分析の実際

1 動作環境

　WinCeph10 および 11 を動作させるための OS は Windows10, 8.1, 8, 7 であり，名前の由来からわかるように Mac や Android など他の OS 上では動作させることができない．モニターが解像度 XGA（1,024 × 768），High Color（16 ビット，65,000 色以上）の表示が可能な機種とされているので，現在市販されているものであれば一部の特殊なノートブックやタブレットを除いて Windows が動作すれば WinCeph が使用できると考えてよい．ただし，デジタルレントゲンを導入していない場合，レントゲンフィルムをデジタル化するためには透過光対応スキャナーが，トレースしてから取り込むのであれば一般のスキャナーが必要になる．なお，これは WinCeph 製品版の場合であり，本誌で提供している機能限定版では新しい患者登録ができない仕様なので，すでに登録済みのサンプル画像を使用することになる．したがって，WinCeph 機能限定版を本書に従って動作させるにはスキャナーは不要である．

　Mac ユーザーの場合は Mac の中で Windows をエミュレーションするソフト（Parallels Desktop（**図1**），BootCamp, VM Ware, QEMU など）や Windows 互換で動作する CrossOver Mac などを利用して動作させることもできるが，安価な Windows マシンが手に入る現状では WinCeph 専用機として割り切って購入するほうが現実的かもしれない．

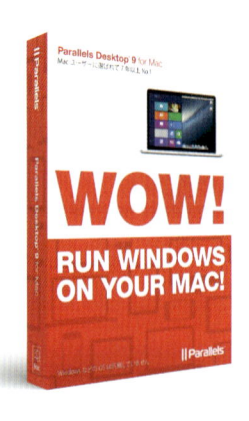

図1　Mac 上で Windows 環境を構築することができる Parallels Desktop 9 for Mac（最新バージョンは Parallels Desktop 15 for Mac）．

❷ インストール

　本書の 124 ページに記載されているアドレスから WinCeph11 機能限定版をダウンロードし，インストールの画面が出たら指示に従ってインストールを進める（図 2）．インストールが完了するとデスクトップ上に 2 つのアイコンが表示される（図 3）．このうち，WinCeph11 Demo アイコンが本体へのショートカットとなる．

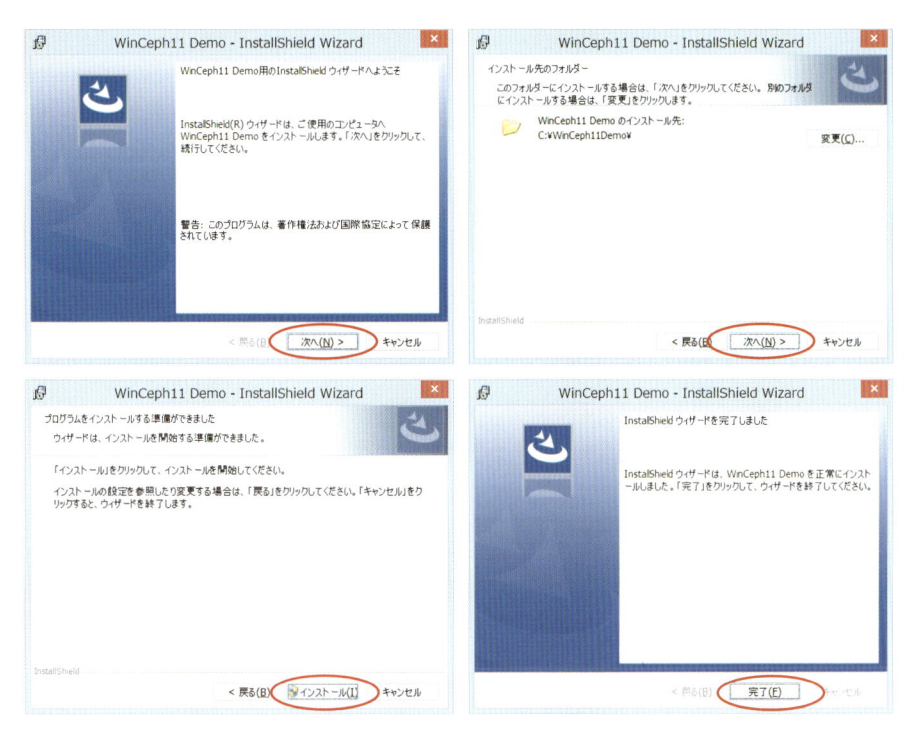

図 2　画面の指示に従ってインストールを進める．

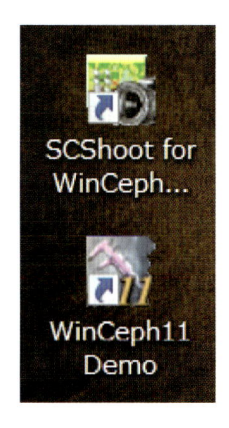

図 3　デスクトップ上に表示されるアイコン．

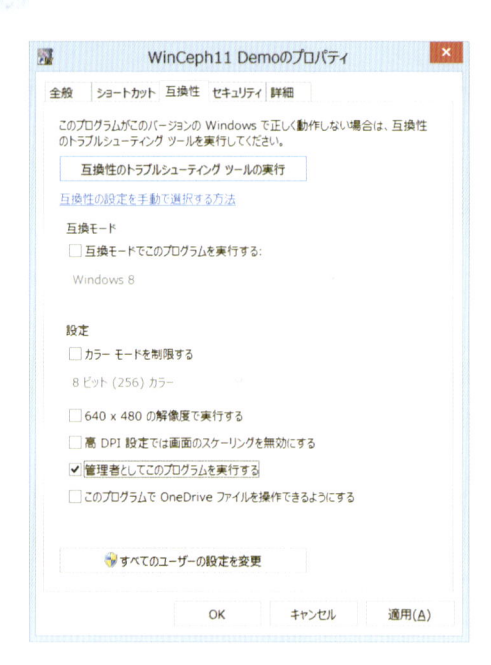

図4　WinCeph11 Demo のアイコンを右クリックし，表示されるメニューから「プロパティ」を開き，「互換性」タブ内の「管理者」としてこのプログラムを実行する」にチェックを入れる．

　なお，WinCeph11 の起動時に「Status = 20」というエラーコードが表示されてしまう場合は，ユーザーアカウント制御を無効にする，もしくはデスクトップに表示された WinCeph11 Demo のアイコンを右クリックし，表示されるメニューから「プロパティ」を開き，「互換性」のタブ内の「管理者としてこのプログラムを実行する」にチェックをつける必要がある（図4）．

③ 起動と分析項目の設定

　プログラムを起動するには，デスクトップの「WinCeph11 Demo」アイコンをダブルクリックする（図5）．なお，他のアイコンである「SCShoot for WinCeph11 Demo」は，解析途中の画面などを保存するための画面キャプチャー用のプログラムで，PowerPoint（Microsoft）などのプレゼンテーションソフトと連携をとるためのものである．また，アプリの一覧のなかに登録されている WinCeph11 Help から，操作や計測部位など不明な点があれば調べることができる（図6）．

　まずはあらかじめ，数あるセファロ分析法のなかで，どの分析を行うかについて決めておく必要がある．それは，どの分析法を用いるかによって，用いられる計測点も変わってくるからである．次の3通りが考えられる．

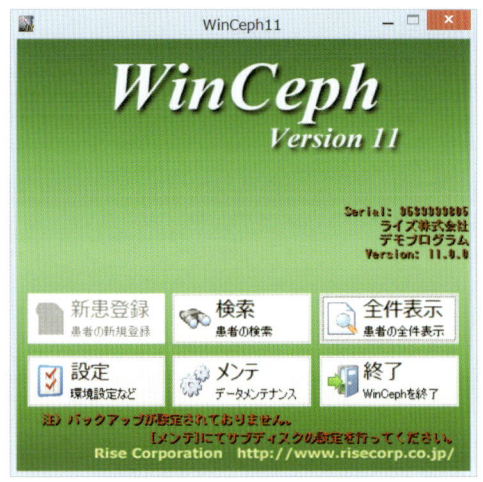

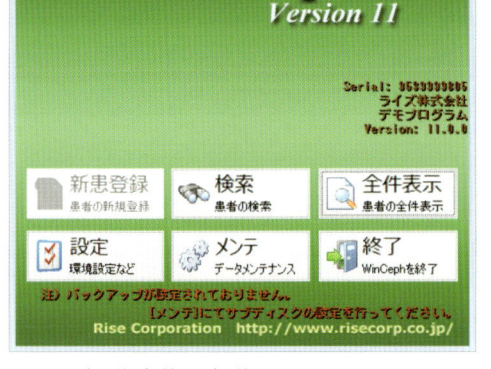

図5　起動直後の初期画面.

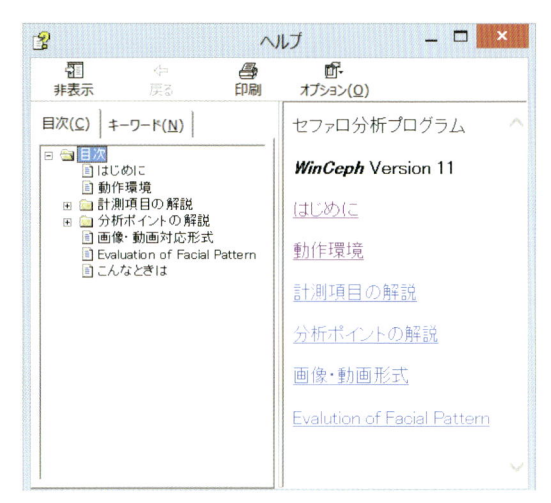

図6　WinCeph11 Demo のヘルプ.

① 一般的なセファロ分析法をそのまま利用する
② 一般的なセファロ分析法で用いられている計測項目のなかから，独自に組み合わせて利用する
③ 独自の計測項目を用いて独自の計測を行う

　行いたい分析方法がWinCephに標準で対応していれば①はとても簡単である．一般的な線分析，角度分析に加えて，Ricketts & McNamara分析，Open Bite分析，Steiner & Tweed分析，Northwestern分析，Kim分析，Jarabak分析に標準で対応している．Harvold–MacNamara分析，Wits appraisal（A・B to occlusal plane）などはOthersに含まれている．

　これらのなかで，自分で利用したい分析方法だけをONにして，利用しない分析方法をOFFにする．そうすればその分析法に必要な計測点だけが表示されるようになる．左下の「設定」のボタンをクリックすると各種の設定が可能なダイアログが表示される（図7）．Lat.分析の「計測項目設定」ボタンを押して左側の分析ファイルリストのなかから使用しない分析法を選択し　>　を押して未選択分析リストに移動させておく（図8）．なお，線計測（小児歯科）と角度分析（小児歯科）というのは，線計測と角度計測と計測項目自体は同じで基準値（日本小児歯科学会が報告した基準値が用いられている）が異なるだけである．

　それに比べて，②はちょっと複雑な操作になる．各分析をダブルクリックすると基準値の詳細が表示される（図9）．ここで各計測項目を

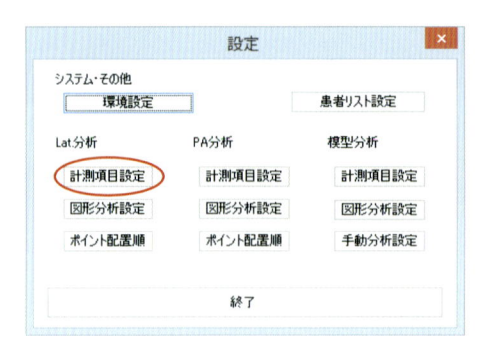

図7 各種設定画面．

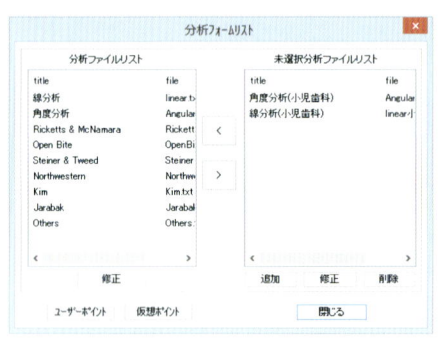

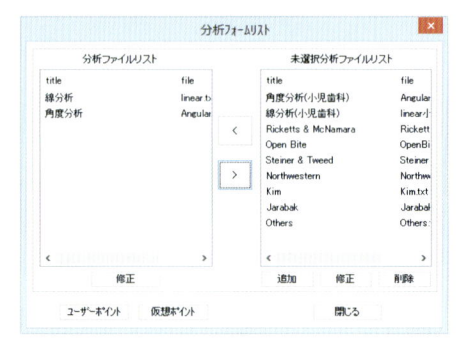

図8 利用しない分析法を右の未選択分析ファイルリストに移すことによって，使用する分析法（左の分析ファイルリスト）に必要な計測点のみを表示することができる．

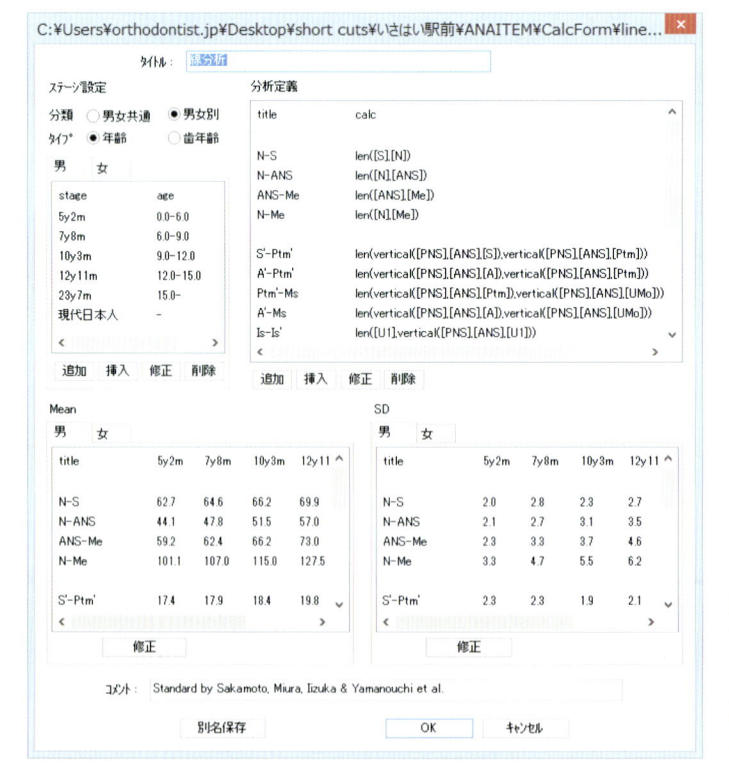

図9 線計測の計測項目と基準値．自分で項目を削除・追加したり，基準値を変更したりすることができる．

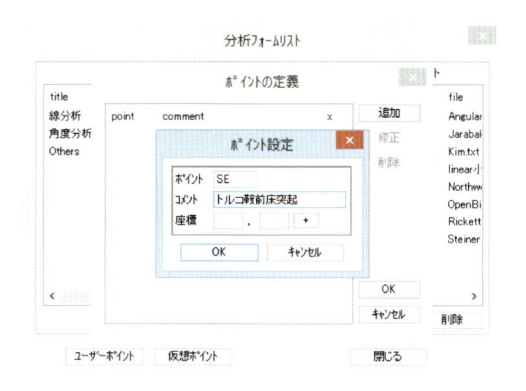

図10　ユーザーが独自の計測点を設定できる．

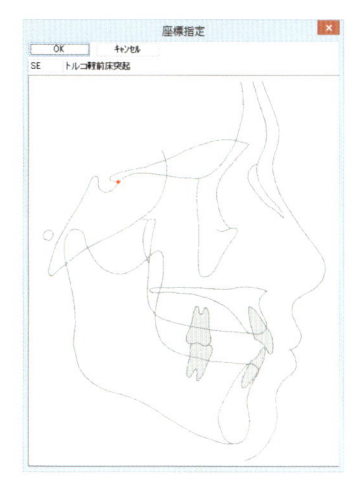

図11　ポイント説明ウィンドウの中に計測点を設定することにより，ポイントの座標が入力される．

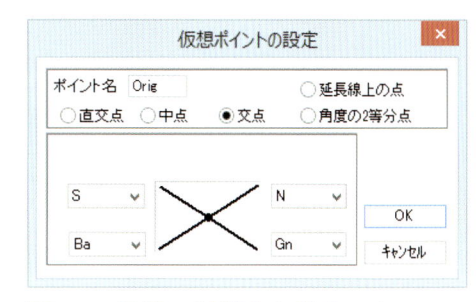

図12　仮想の計測点も設定できる．

削除・変更・追加したり，基準値や年齢ステージを変更したりすることができる．しかし，計測項目を変更したり追加したりする場合は，このままでは年齢範囲を変えられないので注意が必要である．もし基準値が1つしかないとか，そもそも基準値を表示させる必要がないという場合は，自分で比較的簡単に計測項目をコピーして自分専用の分析方法をつくることができる．性別・年齢別に基準値がある場合でも，理論的にはつくれるが，これはかなり面倒な作業になる．むしろ，自分で使用したい計測項目がある分析法をすべてONにしてしまうのが手っ取り早い．ただし，その場合は，計測点の設定時に使用しない計測項目に必要な計測点が現れるので，面倒な場合は無視すればよい．

　一方，③の場合は，すでに用いられている計測点を流用するのか，それとも独自に計測点の設定を必要とするかによって作業が少し異なる．WinCephではいずれも対応可能である（図10）．新たに設定した計測点は，ポイント説明ウィンドウに直接クリックして書き込むことができ

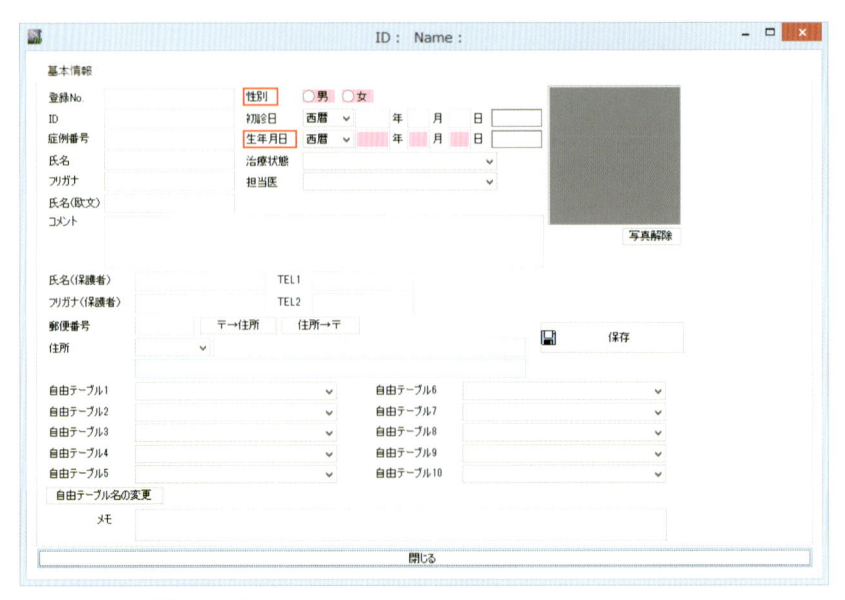

図13　基本情報入力画面.

図14　基本情報を「保存」すると,「画像管理」などのタブが表示される.

る（図11）．また，直交する点，中点，交点，延長する点などの仮想の計測点を設定することもできる（図12）．ただし，その場合は独自の計測項目の基準値を自分で用意する必要がある．

❹ 基本情報入力

　メイン画面の左上「新患登録」ボタンを押すと患者の基本情報入力画面となる（本書で提供している機能限定版では新患登録ができないためボタンがアクティブになっていない）（図13）．患者ID，氏名，生年月日，性別は必ず入力する．必要な情報を入力したら「保存」ボタンを押すと，「基本情報」以外の「画像管理」,「組み写真」,「分析リスト」,「症例情報」,「スライドショー」,「報告書」タブが表示されるようになる（図14）．

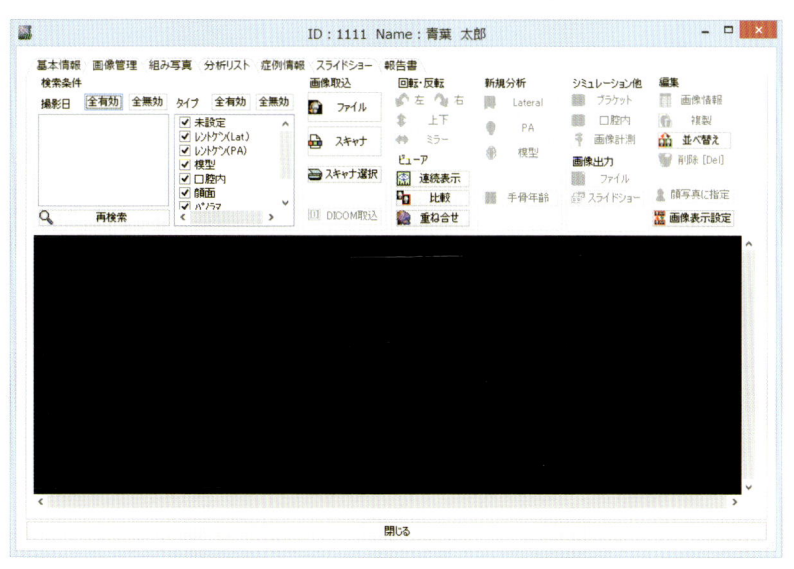

❸ デジタル方式のセファロ分析の実際

図15　画像管理の初期画面．

⑤ 画像管理

「画像管理」タブを押すと，画像管理の画面となる（図15）．セファロ画像をはじめとして各種の画像を取り込むには，次の2つの方法がある．

① **スキャナーからの直接取り込み**
② **画像ファイルからの取り込み**

どちらでもやりやすい方法で行うとよい．デジタルレントゲンやデジカメで撮影した画像ファイルの場合は必然的に②の方法になる．なお，WinCephでは次の画像形式を扱うことができる．デジタルレントゲンなどの医療機器から得られるDICOMデータは以下のいずれかのファイルフォーマットに変換しておく必要がある（DICOM対応のWinCeph11では変換の必要はない）．

BMP（*.bmp）	BMPは，MS-Windowsの標準形式．WinCephでは，16色以上のBMPに対応している．
JPEG（*.jpg）	Joint Photographic Experts Group（JPEG）．ファイルサイズを小さくできることが特徴．
Targa（*.tga）	Truevision社が開発した形式．
TIFF（*.tif）	Tagged-Image File Format（TIFF）．
PNG（*.png）	Portable Network Graphic（PNG）．

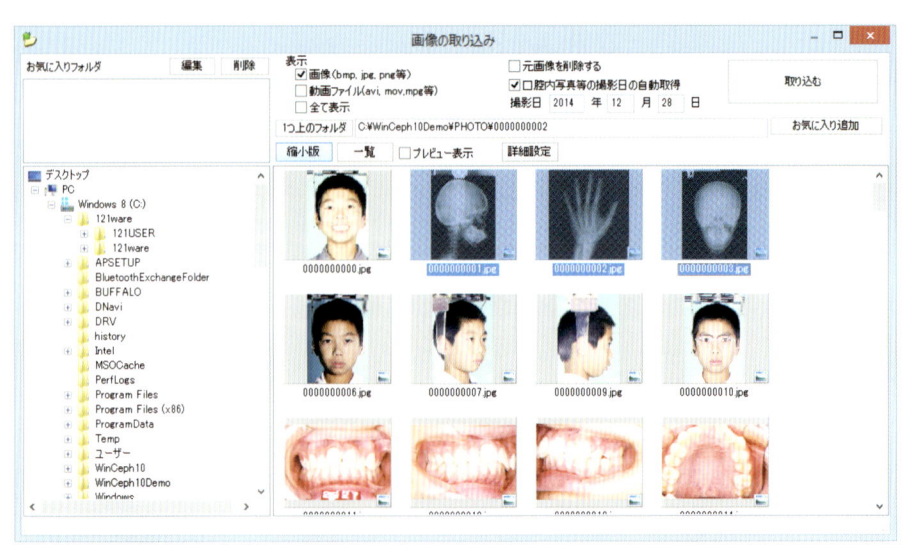

図16 取り込みたい画像の選択.

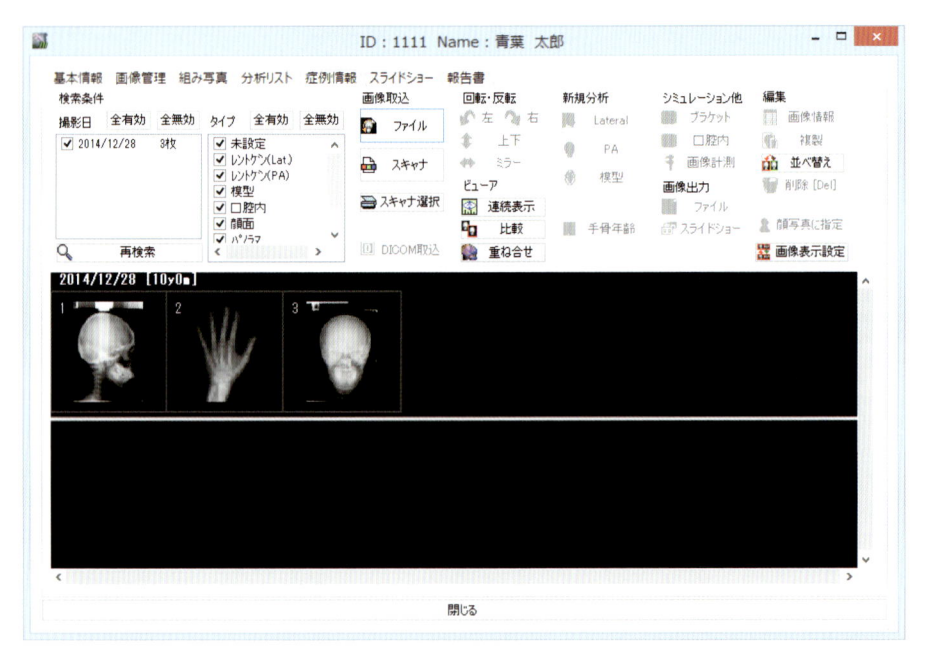

図17 取り込まれた画像が一覧表示される.

　画像ファイルからの取り込みは以下の手順で行う．画像取込の「ファイル」ボタンを押し，取り込みたい画像ファイルが存在しているフォルダを指定する．「Ctrl」キーを押しながらクリックすることで，同じ撮影日のファイルを複数枚同時に選択することが可能である（図16）．撮影日を入力したら「取込」ボタンをクリックすると画像管理画面に取り込まれる（図17）．

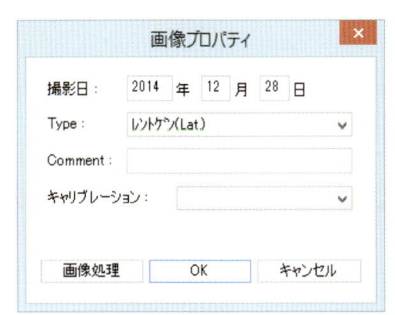

❸ デジタル方式のセファロ分析の実際

図18 画像プロパティより撮影日の修正や画像タイプを選択する．

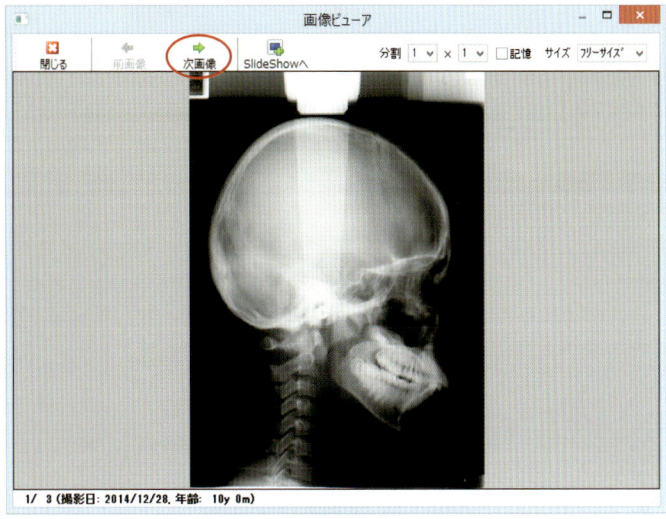

図19 画像ビューアによる表示．

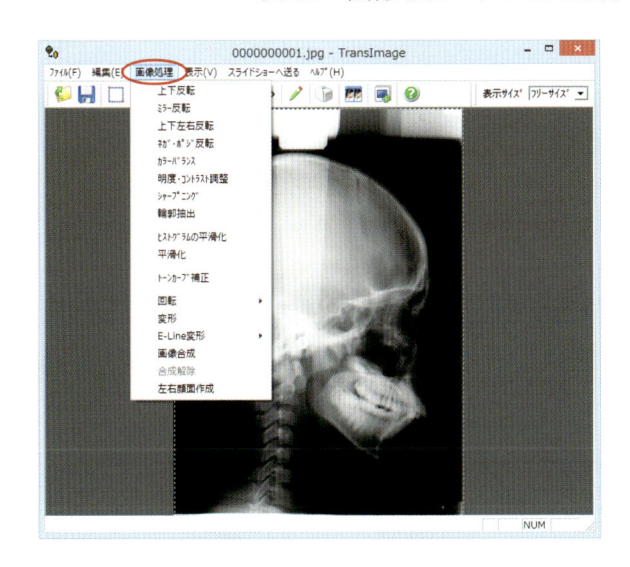

図20 この画面から画像処理を行う．

　取り込んだ画像をクリックして選択し（赤枠で表示される），編集から「画像情報」ボタンをクリックして撮影日を確認し，画像のTypeを選択する（図18）．これによって画像の整理や検索などがしやすくなる．また，ビューアから「連続表示」ボタンをクリックすることにより画像を拡大表示し，左上の「次画像」ボタンで次々に画像を表示することができる（図19）．また，画像管理に戻って，選択した画像をダブルクリックすることにより回転やミラー反転などの画像処理が可能になる（図20）．たとえば，FH平面が傾いているような場合は傾斜を修正しておくとよい．「画像処理」から「回転」➡「任意回転」を選択し，Po（Porion）

39

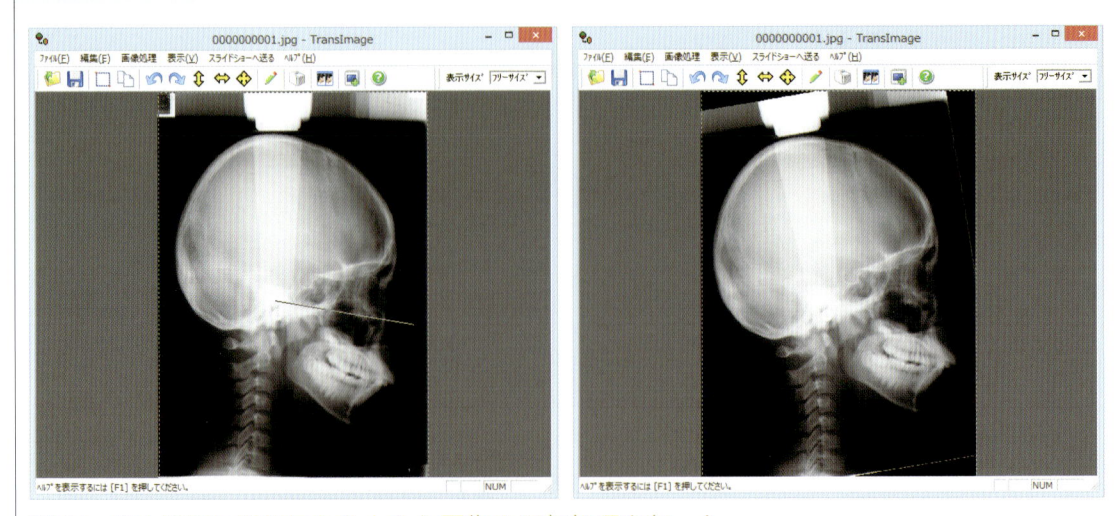

図21　FH平面に平行になるような画像の回転処理を行った．

とOr（Orbitale）に相当する2点を指定するとFH平面が平行になるように画像の回転がなされる（図21）．画像処理が終わったら「ファイル」から「上書き保存」をしないと変更が反映されない．

⑥ キャリブレーション

　セファロ分析を行う前にはキャリブレーションの設定を行う必要がある．これは正確な距離計測値を求めるためなので必ず分析前に実行しなければならない．キャリブレーションは一度実行すればスキャナー取り込み時の解像度を変更しない限り何度も繰り返し行う必要はない．キャリブレーションを行うためには，定規等をレントゲンと一緒にスキャナーから取り込んだ画像を用意するか（図22），定規だけを取り込んだ画像を用意する必要がある．解像度は96〜150dpi程度がお勧めである．デジタルレントゲンの場合はスケールも写し込まれているはずなのでこれを利用する（図23）．

　側面セファロのスケール入り画像を選択し（赤枠で囲まれた状態），新規分析の「Lateral」ボタンを押すと新規分析画面となる（図24）．虫めがねアイコン を使ってスケールの部分をできるだけ大きく表示させる（図25）．「データ設定」メニューから「キャリブレーション設定」を選択する（図26）．「手動設定」ボタンを押すとマウスカーソルが十字に変わる．スケールの上でマウス左ボタンをクリックし，誤差を防ぐためにできるだけ離れた2点を指定するとダイアログが表示される．

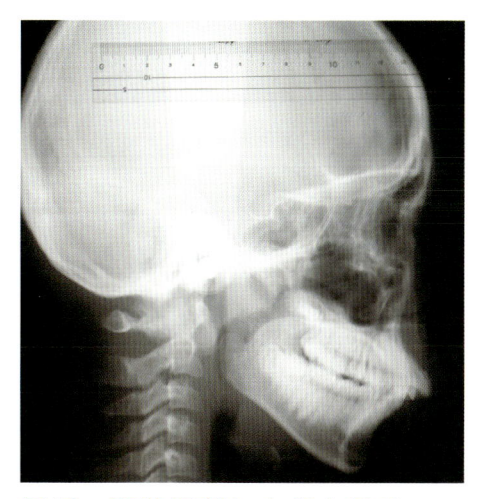

❸ デジタル方式のセファロ分析の実際

図22　頭蓋冠部に定規を乗せてスキャナーで取り込んだ画像の例．

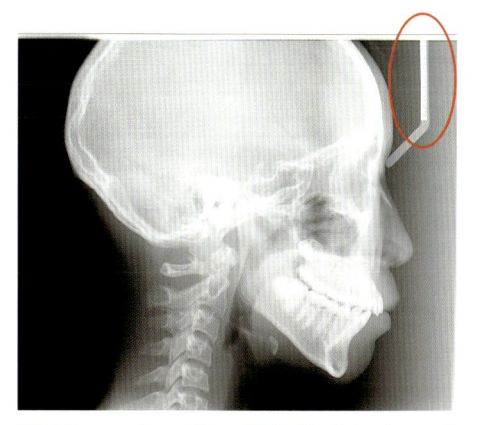

図23　スケールの写し込まれたデジタルセファロ画像の例．

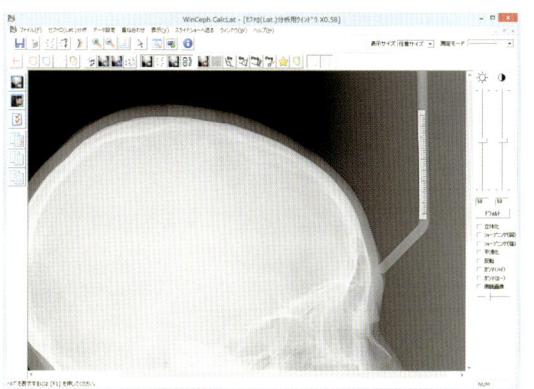

図24　スケール入りの画像（デジタルレントゲンの例）．

図25　スケールを拡大表示させる．

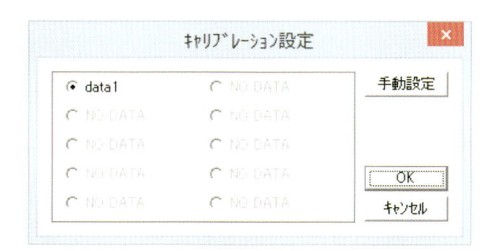

図26　キャリブレーション設定のダイアログ．

41

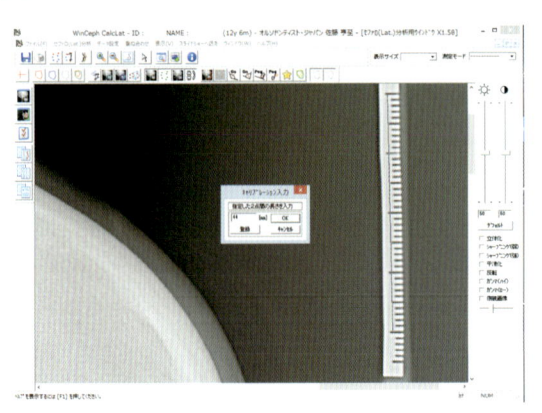

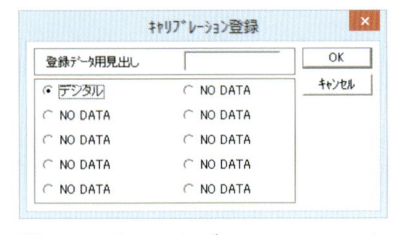

図 28　キャリブレーションを10種類まで登録しておくことができる．

図 27　2 点間の距離を mm で入力する．

指定した 2 点の長さを mm で入力し（図 27），「登録」ボタンを押す．任意の NO DATA を選択して，解像度の値などの登録見出しを入力して「OK」ボタンを押すと完了である．10 種類のキャリブレーションが登録できる（図 28）．ただし，レントゲン上のスケールでそのままキャリブレーションしているので，倍率は 1 倍となってしまう．そこで，従来のように通常 1.1 倍として報告されている基準値をそのまま使用したい場合は，実際のスケールの 1.1 倍の値（この図では 40mm のスケールに対して 44mm と入力する）を入力しておくとよい．なお，1.1 倍のレントゲンフィルムに定規を入れてスキャナーで取り込んだ場合はすでに 1.1 倍になっているので，そのままスケールの実測長を入力して構わない．

❼ 計測点の設定

まず，「レントゲン写真の倍率」を設定する．通常のセファロの場合は 1.1 倍に設定しておく（図 29）．この倍率は基準値に反映される．

さて，セファロ画像で計測点を設定する場合，比較的見やすく設定の容易な計測点と，非常に読影が難しい計測点がある．これは基本的に，コンピュータを使わずに設定しようとする場合と全く同じである．たとえば，下顎頭に設定される Cd 点などは非常に設定が難しい点の一つであり，誤差も大きい．デジタル画像の場合，画像処理によってコントラストを変えたり，明度を変えたりしてある程度見やすくなる場合もあるが，いずれにしろ限界がある．研究目的などでない限り，多少は誤差が入るのはやむをえないと割り切ることも必要である．計測点の設定を容

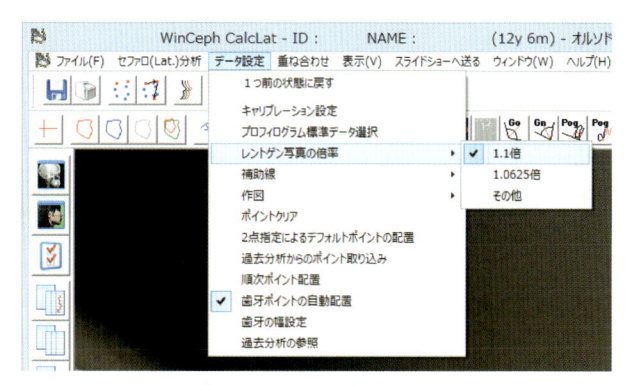

図29　レントゲン写真の倍率の設定.

易にし，計測点設定の誤差を減らす方法は，以下の3点である．
① **コントラストの適正なセファロを撮る**
② **性能のよいスキャナーで適正な条件で取り込む（従来のレントゲンフィルムの場合）**
③ **解像度をできるだけ大きくして取り込む**

どうしてもセファロ画像上での直接の計測点の設定に自信がなければ，トレースしてからトレース画像を取り込んで計測するとよいが，トレース自体にかなりの誤差が含まれていることは忘れてはならない．

　計測点の設定方法には，必要な計測点を順番にクリックして設定していくセファロ分析ソフトと，画像上にある計測点をマウスでドラッグ・アンド・ドロップ（図30）して配置するソフトがある．WinCephではどちらの方法もサポートしているが，マウスをドラッグ・アンド・ドロップして配置する方法を推奨する．その理由は，まず平均的な位置に配置することによって，最小限の移動ですむこと，任意の計測点から配置できるという利点がある．計測点の移動配置忘れがないように移動後に計測点の色が変化するようになっている．計測点の名前や定義を忘れた場合でも「表示」から「ポイント説明」ウィンドウまたは ⑤ をクリックすることによって簡単な補助画面が表示されるので，マニュアル等を確認する必要はないようになっている（図31）．計測ポイントの設定の前に，明暗やコントラストを右にあるス

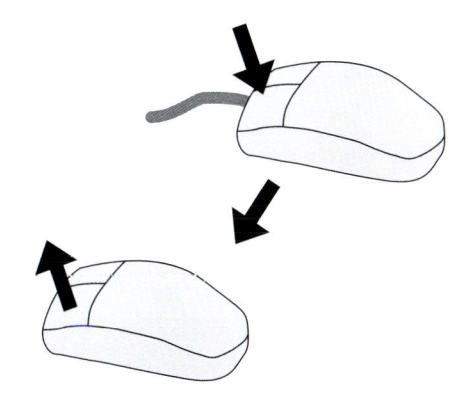

図30　マウスによるドラッグ・アンド・ドロップ操作.

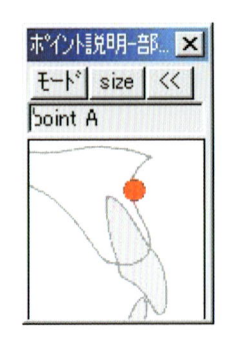

図31 「ポイント説明」ウィンドウ．

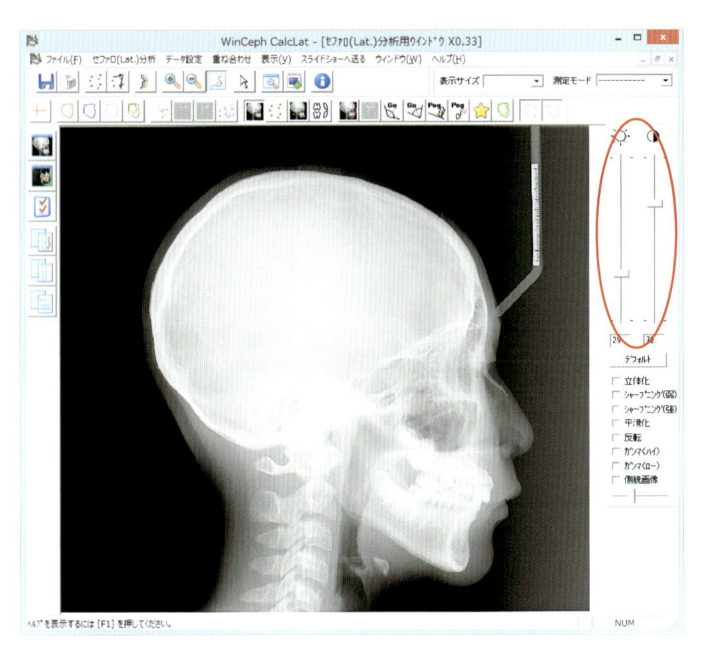

図32 右のスライダーで明暗とコントラストを変化させる．これは可逆性の変化なので下の「デフォルト」ボタンで元に戻せる．

ライダーや「立体化」「シャープニング」などのボタンで画像処理を行い，見やすい画像にしておくことができる（図32）．これは ❺ （p39～40）で行った画像処理と違って可逆的な画像処理であり，「デフォルト」ボタンでいつでも元の画像に戻すことができる．特に，軟組織が暗くて見づらい場合は，明度を上げると見やすくなることがある．

8 セファロ計測点（ランドマーク）の設定

WinCeph で用意されている側面セファロの計測点を図33に示す．これ以外の計測点を利用したい場合は自分で設定することができる．

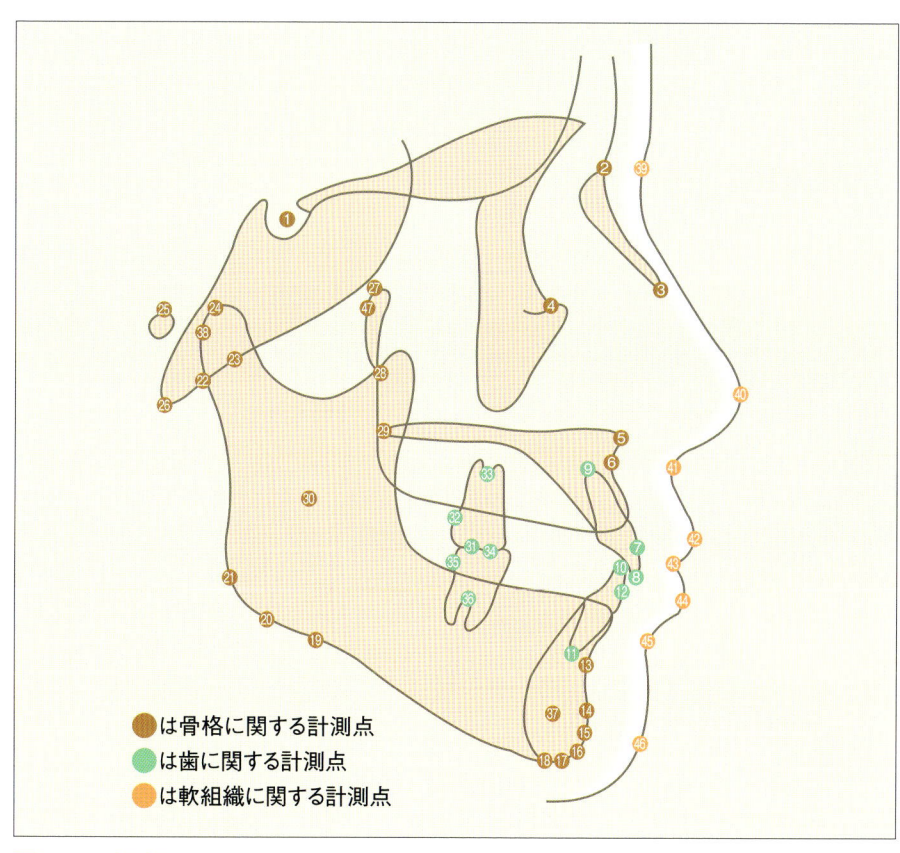

●は骨格に関する計測点
●は歯に関する計測点
●は軟組織に関する計測点

図33　計測点の一覧

- ❶ S ………… Sella turcica（トルコ鞍の中心）
- ❷ N ………… Nasion（鼻前頭縫合の前方限界点）
- ❸ R ………… R（鼻骨先端点）注）WinCeph では使用していない
- ❹ Or ………… Orbitale（眼窩外周の下縁でFH平面に接する点）
- ❺ ANS ……… Anterior Nasal Spine（前鼻棘の尖端）
- ❻ A ………… Point A（前鼻棘と上顎歯槽縁間の正中矢状断面上の最深点）
- ❼ U1C ……… Upper 1 Crown（上顎中切歯歯冠最大豊隆点）
- ❽ U1 ………… Upper 1（上顎中切歯切縁）
- ❾ U1R ……… Upper 1 Root（上顎中切歯根尖）
- ❿ L1 ………… Lower 1（下顎中切歯切縁）
- ⓫ L1R ……… Lower 1 Root（下顎中切歯根尖）
- ⓬ L1C ……… Lower 1 Crown（下顎中切歯歯冠最大豊隆点）

⑬ B ･･････････････ Point B（下顎結合部の前縁と下顎歯槽縁間の正中矢状断面上の最深点）
⑭ PM ･･････････ PM（Protuberance menti）（Ricketts）（オトガイ隆起の上縁）
⑮ Pog（R）･････ Pogonion（Ricketts）（下顎結合部の前縁と Facial plane の接点）
⑯ Pog ･･････････ Pogonion（Iizuka）（下顎結合部最突出点）
⑰ Gn ･･････････ Gnathion（Iizuka）（Facial plane（N–Pog）と下顎下縁平面のなす角の 2 線が下顎結合部で交わる点）
⑱ Me ･･････････ Menton（下顎結合部の正中矢状断面上の最下方点）
⑲ Go（L）･･････ Lower Gonion（下顎角下縁で下顎下縁平面と接する点）
⑳ Go ･･････････ Gonion（Iizuka）（下顎下縁平面と下顎枝後縁平面のなす角の二等分線が下顎角部と交わる点）
㉑ Go（P）･･････ Posterior Gonion（下顎角後縁で下顎枝後縁平面と接する点）
㉒ Ar ･･････････ Articulare（下顎枝後縁と後頭骨基底部下縁の交点）
㉓ DC ･･････････ Condyle center（Ricketts）（Ba-N plane 上の点で下顎頭を横切る部分の中点）
㉔ Cd ･･････････ Condylion（下顎頭最上後方点）
㉕ Po ･･････････ Porion（骨外耳道上縁点）
㉖ Ba ･･････････ Basion（後頭骨の大後頭孔を形成する部分の前下縁）
㉗ PT ･･････････ Pterygoid point（正円孔の翼口蓋窩後壁への出口の下縁）
㉘ Ptm ･･････････ Pterygomaxillary fissure（翼口蓋窩最下点）
㉙ PNS ･･････････ Posterior Nasal Spine（後鼻棘最後方点）
㉚ Xi ･･････････ Xi（Ricketts）（下顎枝中心点 –FH 平面に平行で下顎枝最深点，下顎切痕を通る線と，下顎枝前縁，後縁が通る線で囲む長方形の対角線の交点）
㉛ UMo ･･････････ Upper Molar（上顎第一大臼歯咬合面中央点）
㉜ UMo（D）････ Distal Upper Molar（上顎第一大臼歯歯冠最遠心点）
㉝ UMoR ･･････ Upper Molar Roots（上顎第一大臼歯根分岐部点）
㉞ LMo ･･････････ Lower Molar（下顎第一大臼歯咬合面中央点）
㉟ LMo（D）････ Distal Lower Molar（下顎第一大臼歯歯冠最遠心点）
㊱ LMoR ･･････ Lower Molar Roots（下顎第一大臼歯根分岐部点）
㊲ D ･････････････ D point（SN 平面に対する下顎結合部の中央点）
㊳ CdE ･･････････ Condyle end（on SN plane level）（下顎頭最後方点）
㊴ N（S）･･････ Nasion（Soft tissue）（on FH plane level）（軟組織における鼻前頭縫合の前方点）
㊵ TN ･･････････ Top of Nose（鼻の最前方点）
㊶ SN ･･････････ SubNasale（鼻下点）
㊷ TUL ･･････････ Top of Upper Lip（上唇最突出点）
㊸ Sto ･･････････ Stomion（上下唇の接する点または上唇最下点）
㊹ TLL ･･････････ Top of Lower Lip（下唇最突出点）
㊺ SB ･･････････ B（Soft tissue），Supra Mentale（オトガイ唇溝最深点）
㊻ TC ･･････････ Top of Chin（オトガイ最突出点）
㊼ PTV ･･････････ PTV ライン上の点

■ 線計測，角度計測など通常のセファロ分析に使用される計測点

1．S 点（図 34）

　　Sella turcica．トルコ鞍の中心．脳下垂体を収納するトルコ鞍の輪郭を楕円に見立て，その中心に設定する．その際，前床突起にはとらわれないようにして設定する．

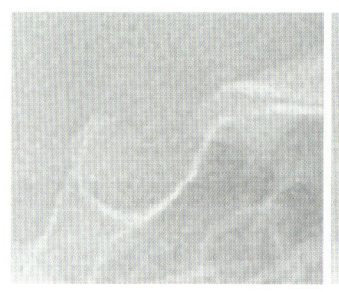

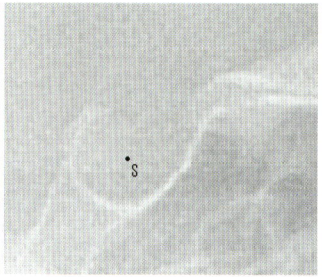

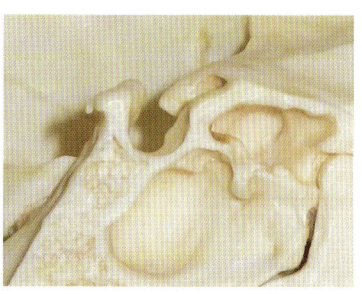

図34　S点（右図は6ページ図6で紹介した模型で，相当する部位を示している）

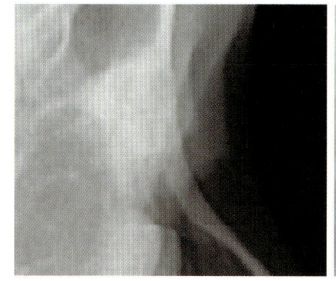

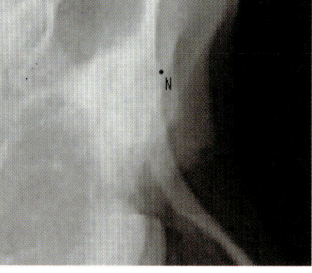

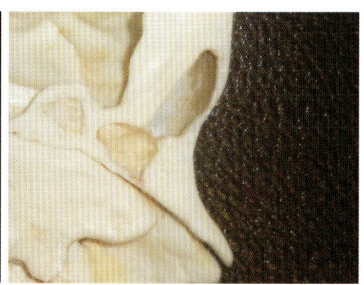

図35　N点

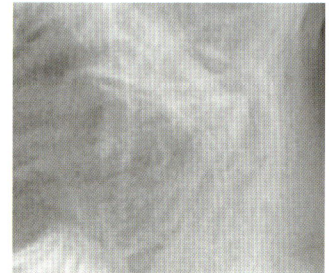

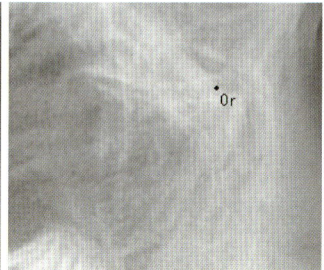

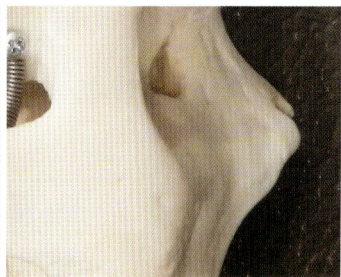

図36　Or点

2. N点（図35）

Nasion．前頭骨と鼻骨の縫合部（鼻前頭縫合）における最前点．小児の場合はまだ縫合が開いている場合があり，その場合はその離開している中間点を取る．軟組織のまぶたと重なりやすく，骨も薄いために見づらい場合も多い．前頭洞の下縁が参考になる場合もある．

4. Or点（図36）

Orbitale．眼窩外周の最下点として定義される．ただし，習慣的に眼窩の側縁と下縁の交点を取ることが多い．さらに左右の中点を取る必要がある．上顎洞の上縁と近い位置にある場合があり，見誤らないように注意が必要である．

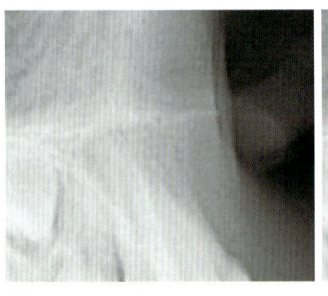

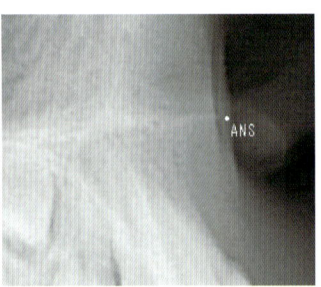

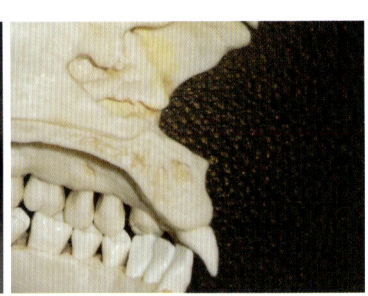

図37　ANS

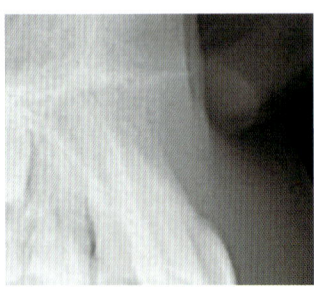

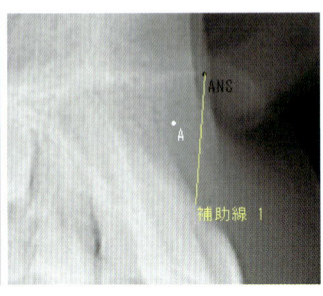

図38　A点

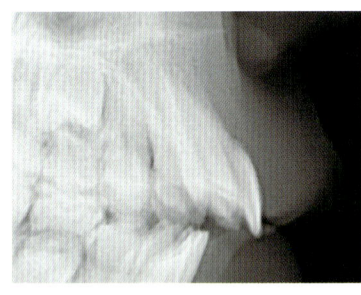

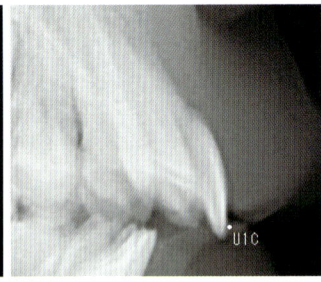

図39　U1C

5. ANS（図37）

Anterior Nasal Spine．前鼻棘の尖端点．軟組織の頬の縦ラインと重なりやすい．骨が薄い場合に尖端が見づらくなる．したがって，前後的には誤差が入りやすいため，主に上下的な計測（N-ANS や ANS-Me など）に用いられている．

6. A点（図38）

Point A．前鼻棘と上顎歯槽縁間の正中矢状断面上の最深点．ANS と上顎中切歯歯頸部歯槽縁（prosthion）を結ぶ直線を基準とした最深点．

7. U1C（図39）

Upper 1 Crown の意味．上顎中切歯歯冠の咬合平面から見た最前点．左右中切歯が前後的に差異がある場合には，前方にある中切歯に設定する．左右の平均を取る必要はない．唇側傾斜が強い場合は，次の U1 と一致することもある．これは，overjet を測定するための計測点であり，

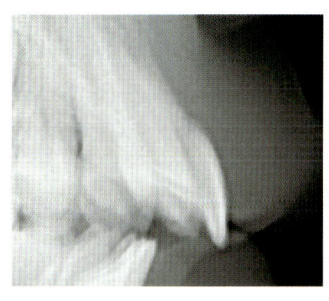

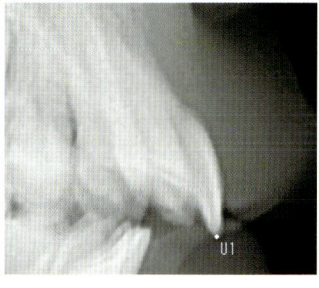

図40　U1

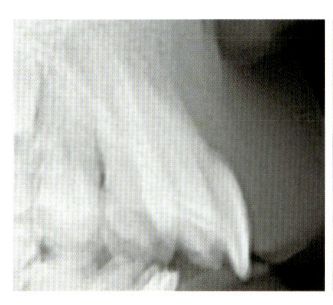

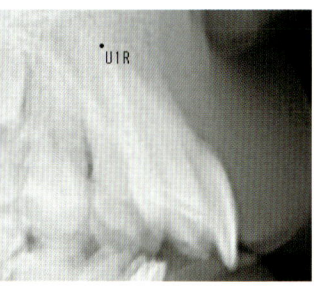

図41　U1R

セファロ分析には通常使われない．なお，overjetはセファロ計測ではなく，模型上でノギスを使って計測するほうがより正確である．

8. U1（図40）

　Upper 1．上顎中切歯切縁．左右中切歯が前後的に差異がある場合には，前方にある中切歯に設定する．左右の平均を取る必要はない．

9. U1R（図41）

　Upper 1 Rootの意味．上顎中切歯根尖．左右中切歯が前後的に差異がある場合には，U1を設定した中切歯の歯根尖に設定する．左右の平均を取る必要はない．左右の中切歯や側切歯などが重なり合うため，場合によっては設定は難しい．さらに，小児で歯根が未完成の場合にはさらに困難となる．これは中切歯の歯軸を設定するための計測点であり，通常のセファロ分析では計測点の名称としては使われていない．

10. L1（図42）

　Lower 1．下顎中切歯切縁．左右中切歯が前後的に差異がある場合には，前方にある中切歯に設定する．左右の中点を取る必要はない．

11. L1R（図43）

　Lower 1 Rootの意味．下顎中切歯根尖．左右中切歯が前後的に差異がある場合には，L1を設定した中切歯の歯根尖に設定する．左右の平均を取る必要はない．左右の中切歯や側切歯などが重なり合うため，場合によっては設定は難しい．さらに，小児で歯根が未完成の場合にはさらに困難となる．これは中切歯の歯軸を設定するための計測点であり，

図 42　L1

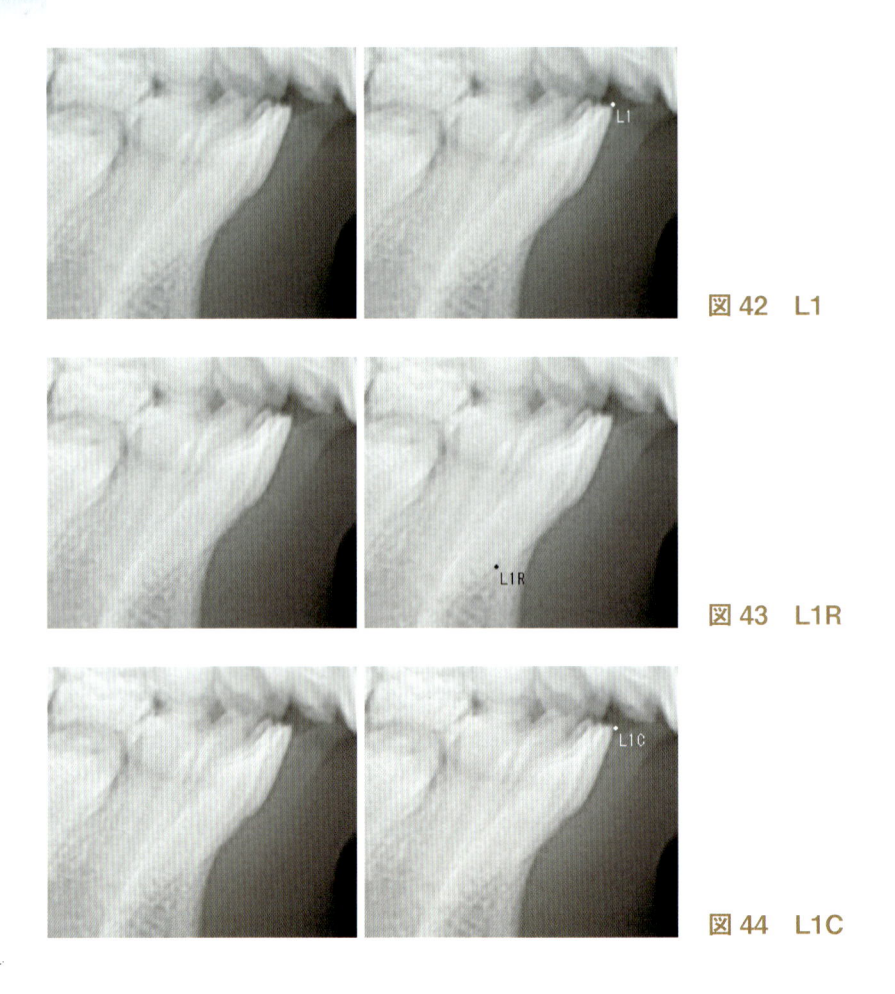

図 43　L1R

図 44　L1C

通常のセファロ分析では計測点の名称としては使われていない．

12. L1C（図44）

Lower 1 Crown の意味．下顎中切歯歯冠の咬合平面から見た最前点．左右中切歯が前後的に差異がある場合には，前方にある中切歯に設定する．左右の平均を取る必要はない．唇側傾斜が強い場合は，上記の L1 と一致することもある．これは，overjet を測定するための計測点であり，セファロ分析には通常使われない．なお，overjet はセファロ計測ではなく，模型上でノギスを使って計測するほうがより正確である．

13. B（図45）

Point B．下顎結合部の最前縁と下顎歯槽縁間の正中矢状断面上の最深点．後述する Pog と下顎中切歯歯頸部歯槽縁（symphysion）を結ぶ直線を基準とした最深点．

16. Pog（図46）

Pogonion．下顎結合部において，下顎下縁平面（Go (L)–Me）を基

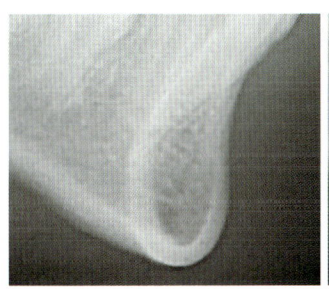

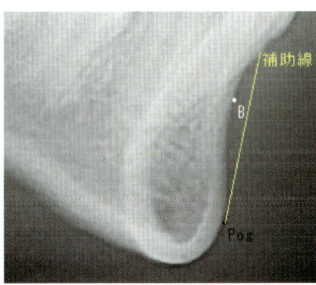

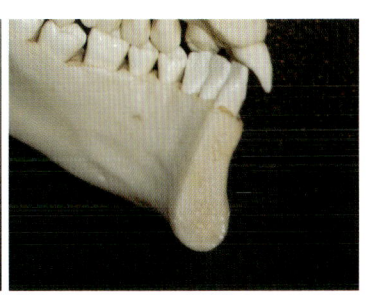

図45　B

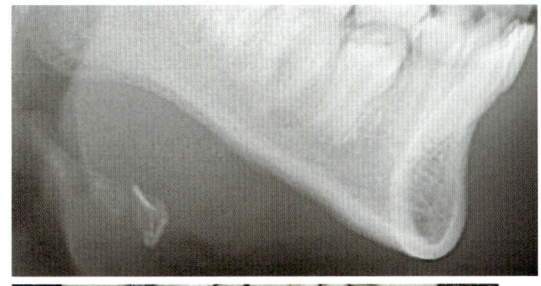

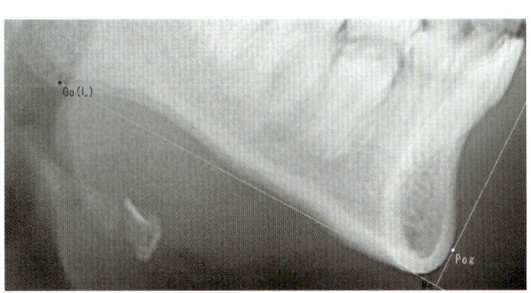

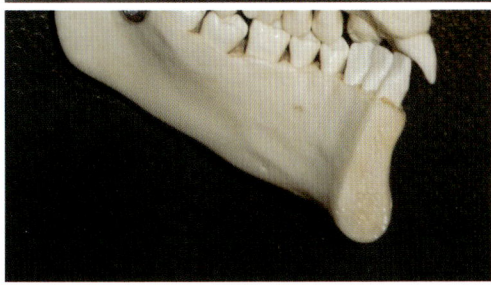

図46　Pog

準とした最突出点．なお，別の定義も存在する．N点から下顎結合部前縁に接線（顔面平面）を引いて接線が接する点として求める方法である．下顎骨の時計回りの回転などの位置変化によって前者の方法ではPogの位置は変化しないが，後者の場合は変化する可能性がある．Ricketts分析では後者を用いるため，前者と区別するためにPog（R）と表記している．

17. Gn（図47）

　Gnathion．顔面平面（N–Pog）と下顎下縁平面のなす角の二等分線が下顎結合部の前縁で交わる点．

18. Me（図48）

　Menton．下顎結合部の正中矢状断面上におけるFH平面（Or–Po）を基準とした最下点．

19. Go（L）（図49）

　Lower Gonion．下顎角下縁で下顎下縁平面と接する点で，下顎下縁

Chapter3

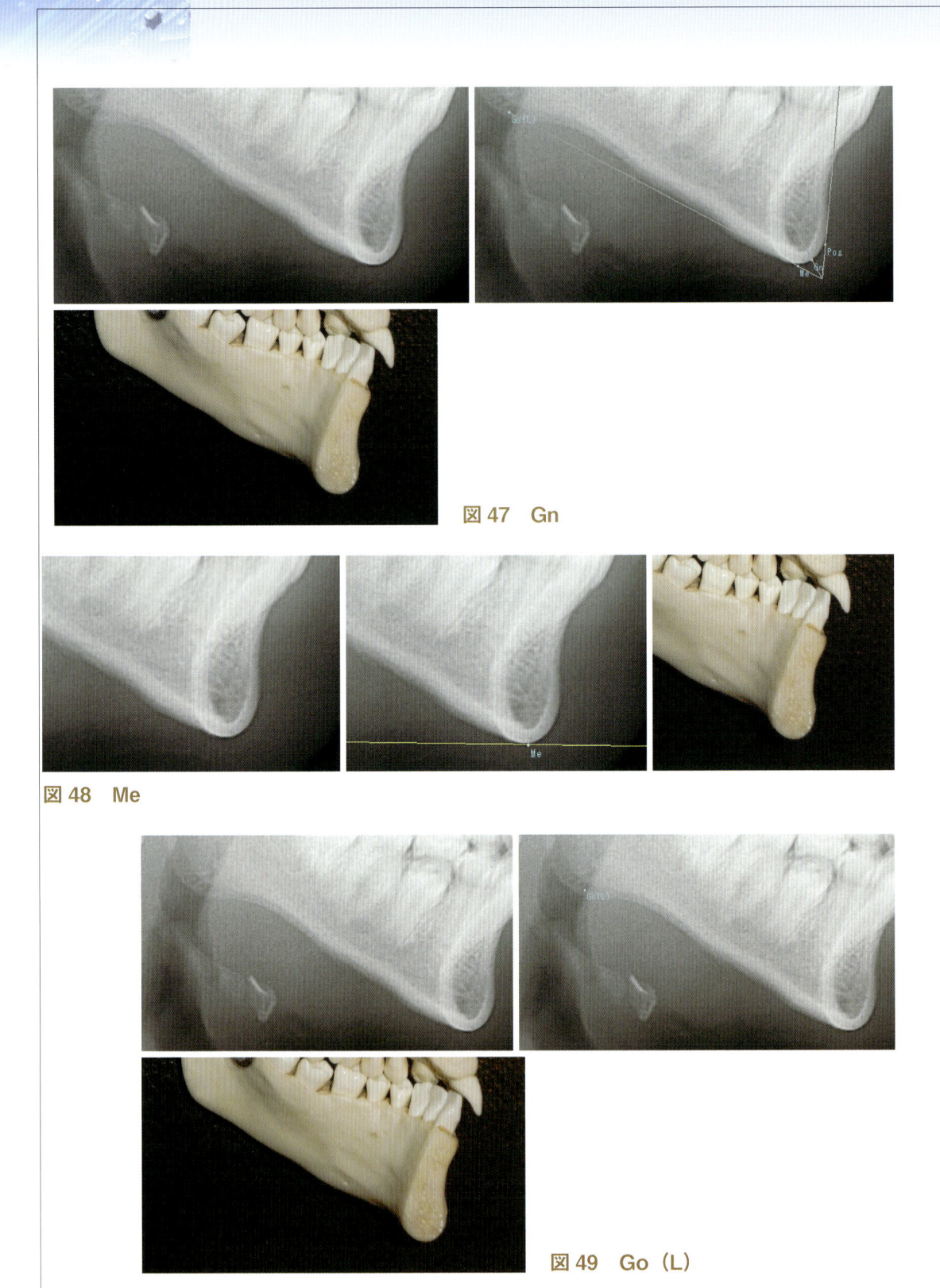

図47　Gn

図48　Me

図49　Go（L）

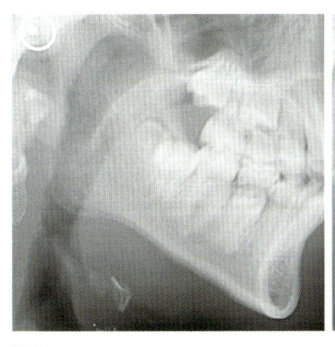

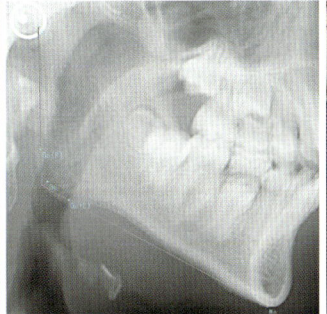

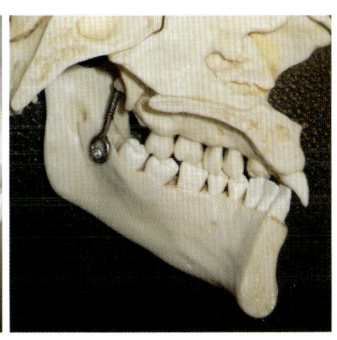

図50　Go

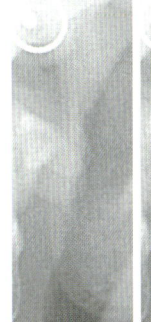

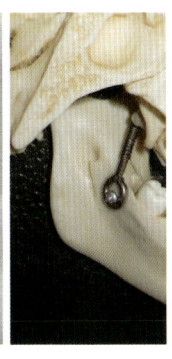

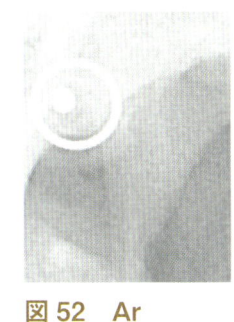

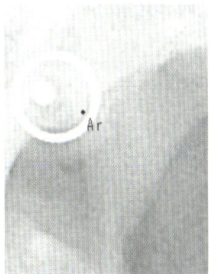

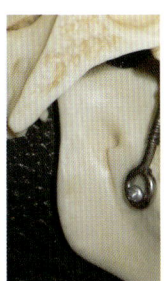

図51　Go（P）

図52　Ar

平面を設定するための便宜的な点であり，通常のセファロ分析における計測点ではない．左右の中点を取る．

20. Go（図50）

Gonion．下顎下縁平面（Me-Go（L））と下顎枝後縁平面（Ar-Go（R））のなす角の二等分線が下顎角部と交わる点．左右の中点を取る．

21. Go（P）（図51）

Posterior Gonion．下顎角後縁で下顎枝後縁平面と接する点で，下顎後縁平面を設定するための便宜的な点であり，通常のセファロ分析における計測点ではない．左右の中点を取る．

22. Ar（図52）

Articulare．下顎枝後縁と後頭骨基底部下縁の交点であり，解剖学的な計測点ではなく，あくまでエックス線上に存在する仮想の計測点である．左右の中点を取る．

24. Cd（図53）

Condylion．下顎頭の最上後方点．Gnathion（Gn）から見て，下顎頭で最も遠い点と定義することもできる．左右の中点．像が重なり合っ

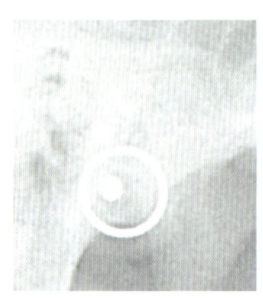

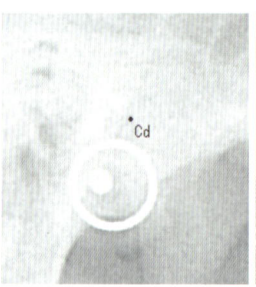

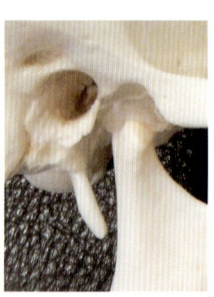

図 53　Cd

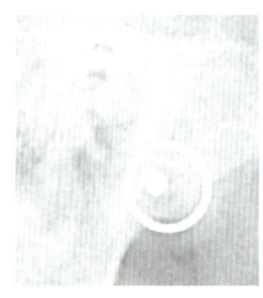

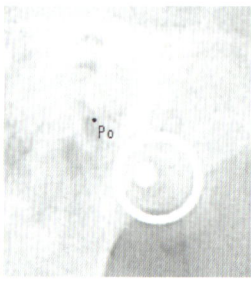

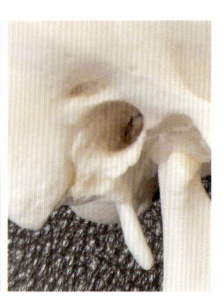

図 54　Po

て不鮮明になりやすく，設定の難しい点であるが，解剖学的に Porion (Po) とほぼ同じ高さにあり，その前方に存在するはずである．

25. Po（図 54）

　Porion．骨外耳道の最上縁点．左右の中点．骨内耳道と間違えないようにする．骨外耳道は骨内耳道より下方にあり，前方に傾斜した楕円形をしている．骨内耳道はより円形で小さい．ただし，完全な楕円として認識できず，左右の外耳道がずれて撮影されているために判読が難しい場合がある．図 54 左のように，多くの場合はイヤーロッドと骨外耳道は，ずれて撮影されているので，イヤーロッドに惑わされずに骨外耳道に設定する．なお，骨外耳道上縁を解剖学的ポリオン（anatomical porion）と呼び，イヤーロッドの上縁を機械的ポリオン（mechanical porion）と呼んで区別する場合がある．

26. Ba（図 55）

　Basion．後頭骨の大後頭孔を形成する部分の前方の下縁．見づらい場合が多いが，第二頸椎（軸椎）の歯突起先端の直上に存在する．

28. Ptm（図 56）

　Pterygomaxillary fissure．翼口蓋窩の最下点．翼口蓋窩は涙のしずく（ティアドロップ）をひっくり返したような形をしているが，その先端となる．左右の中点を取る．

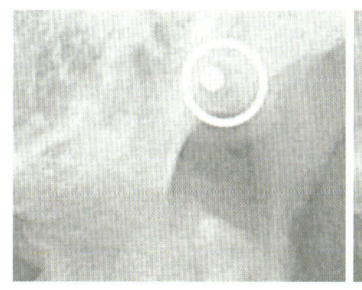

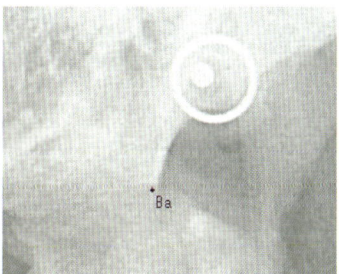

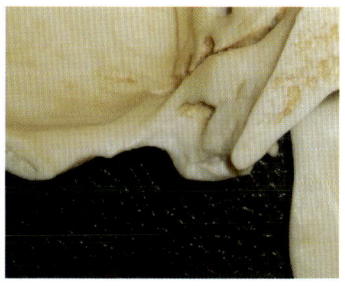

❸ デジタル方式のセファロ分析の実際

図 55　Ba

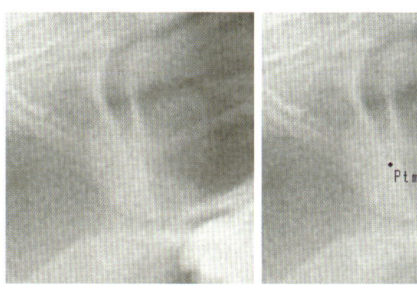

図 56　Ptm

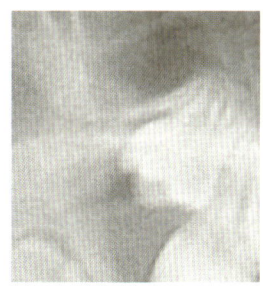

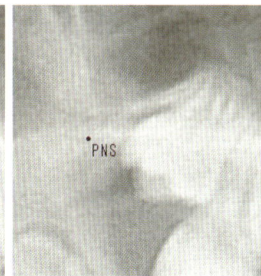

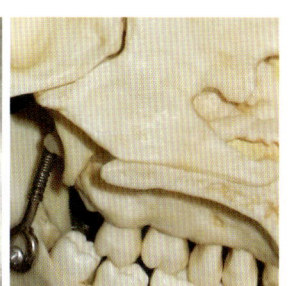

図 57　PNS

29. PNS（図 57）

Posterior Nasal Spine．後鼻棘最後方点．ただし，大臼歯の歯胚と重なることがあり，判読が難しくなる．ANS と同様に前後的には誤差が入りやすいため，主に口蓋平面（ANS–PNS）の設定などに用いられている．

31. UMo（図 58）

Upper Molar．通常は単に Molare と呼ばれる．上顎第一大臼歯咬合面中央点．主に，咬合平面を決定するために用いられる計測点である．左右の中点を取る．WinCeph では，上顎第一大臼歯と下顎第一大臼歯をそれぞれ描記するために区別して用いている．第一大臼歯が咬合平面まで到達していない場合は，第二乳臼歯を代用してもよい．

UMo（D）は Distal Upper Molar で上顎第一大臼歯歯冠最遠心点．

55

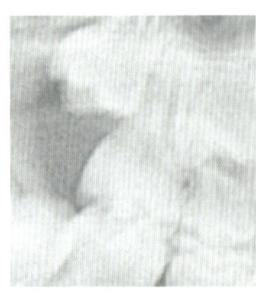

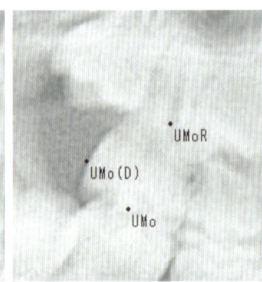

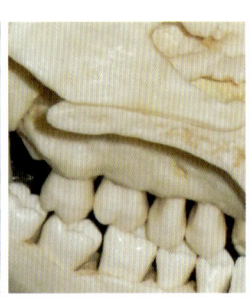

図 58　UMo

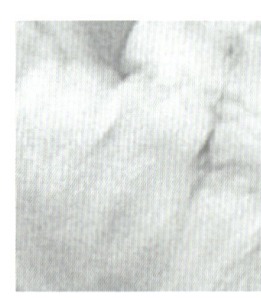

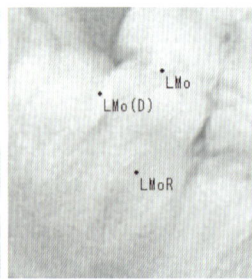

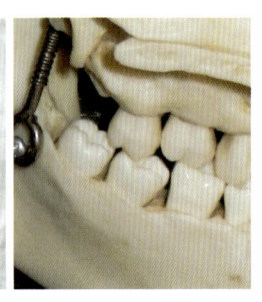

図 59　LMo

歯冠の大きさを決めて描記するための便宜的な計測点で，セファロ計測には使用されない．

　UMoR は Upper Molar Roots で，上顎第一大臼歯根分岐部点．歯根の長さと傾斜を規定して歯根を描記するための便宜的な計測点で，セファロ計測には使用されない．

34. LMo（図 59）

　Lower Molar．下顎第一大臼歯咬合面中央点で，下顎第一大臼歯を描記するために用いられる．LMo（D）は Distal Lower Molar で下顎第一大臼歯歯冠最遠心点．歯冠の大きさを決めて描記するための便宜的な計測点で，セファロ計測には使用されない．

　LMoR は Lower Molar Roots で，下顎第一大臼歯根分岐部点．歯根の長さと傾斜を規定して歯根を描記するための便宜的な計測点で，セファロ計測には使用されない．

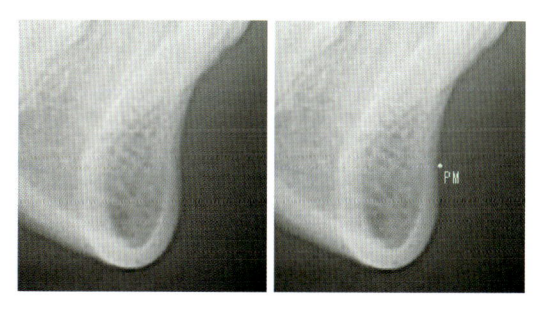

図60　PM

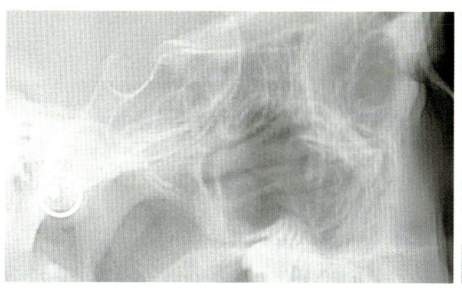

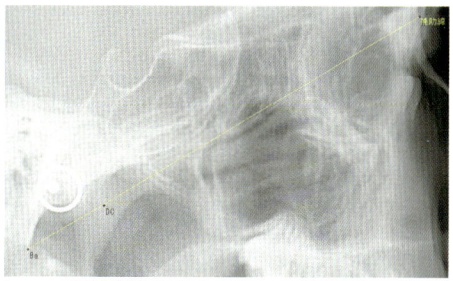

図61　DC

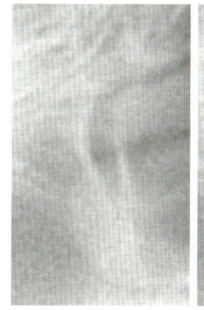

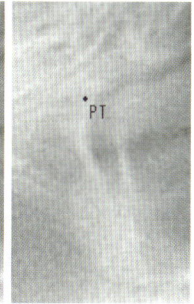

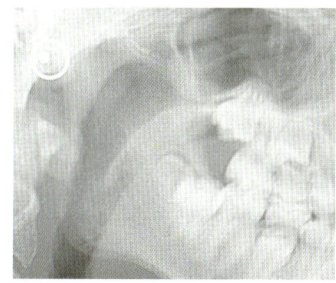

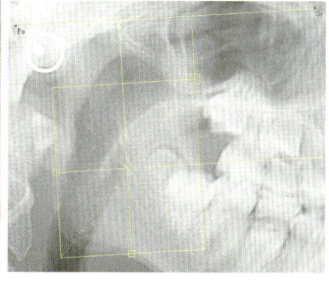

図62　PT

図63　Xi

■ Ricketts（リケッツ）分析にのみ使用する計測点

14．PM（図60）

Protuberance menti（Mental protuberance）．オトガイ隆起の上縁で，下顎結合部前縁の上部と下部を分ける変曲点．

23．DC（図61）

Condyle center．Ba–N平面上の点で下顎頭を横切る部分の中点．

27．PT（図62）

Pterygoid point．正円孔の翼口蓋窩後壁への出口の下縁．

30．Xi（図63）

Xi（Ricketts）．下顎枝中心点．FH平面に平行で下顎枝最深点，下顎切痕を通る線と，下顎枝前縁，後縁が通る線で囲む長方形の対角線の交

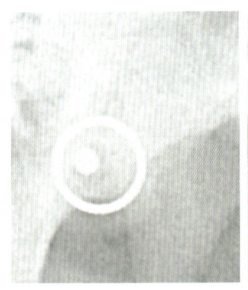

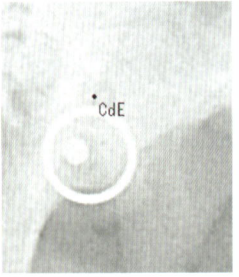

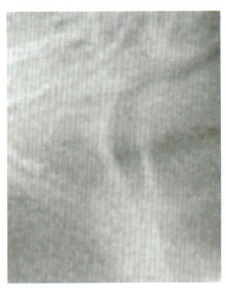

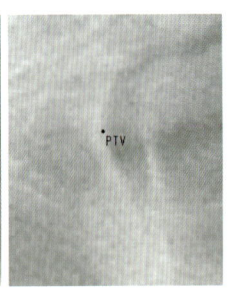

図64　CdE

図65　PTV

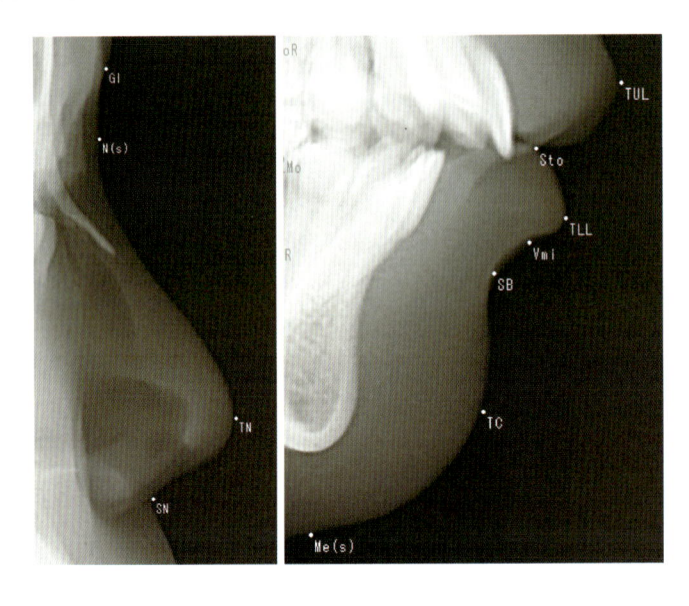

図66　軟組織上の計測点.

点.
38. CdE（図64）

Condyle end（on SN plane level）．下顎頭最後方点．

47. PTV（図65）

Pterygoid root vertical．翼口蓋窩の後縁でFH平面に垂直な平面（PTVライン）上の点．

■ **軟組織上の計測点**（図66）
Gl

Glabella．眉間．前額部の最前方点．
N（S）

軟組織（soft tissue）のNasion．鼻根の陥凹点．
TN

Top of Nose．鼻の最前方点．

SN
　SubNasale．鼻下点．
TUL
　Top of Upper Lip．上唇最突出点．
Sto
　Stomion．上下唇の接する点，または上唇最下点．
TLL
　Top of Lower Lip．下唇最突出点．
SB
　軟組織のB点，Supra Mentale．オトガイ唇溝最深点．
TC
　Top of Chin．オトガイ最突出点．
Me（S）
　軟組織のMenton．

⑨ 計測点の設定方法

　「データ設定」から「2点指定によるデフォルトポイントの配置」または をクリックすると，「基点の設定」ダイアログが表示される（図67）．そのまま「OK」ボタンをクリックすると，S点を指定するときはマウスポインタがSに，N点を指定するときはマウスポインタがNに変わるので，それぞれの計測部位をクリックで指定する．その他の計測点が平均的な位置に配置されるので（図68），ドラッグ・アンド・ドロップで正しい位置に移動させる．左右存在する構造物の計測点では，その中点として設定する必要がある．右クリックで2点表示されるので，両方を設定したらまた右クリックすると自動的に中点が設定されるようになっている（図69）．「表示」から「拡大鏡（虫眼鏡）」または をクリックすることにより，マウスポインタ周囲を別ウィンドウに拡大表示させるとポイント設定がしやすくなる（図70）．また，「表示」から「歯の表示」または をクリックすることによって中切歯と第一大臼歯の外形をON/OFFできる（図71）．上顎中切歯については，まずU1点を設定し，次に根尖を意味するU1Rによって歯根の傾き，

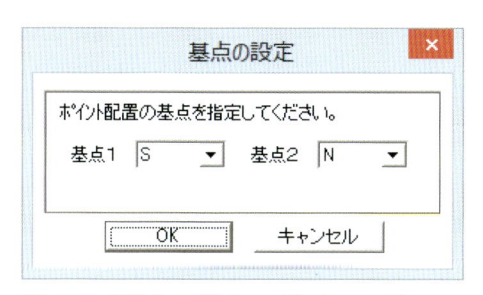

図67　「基点の設定」ダイアログ．

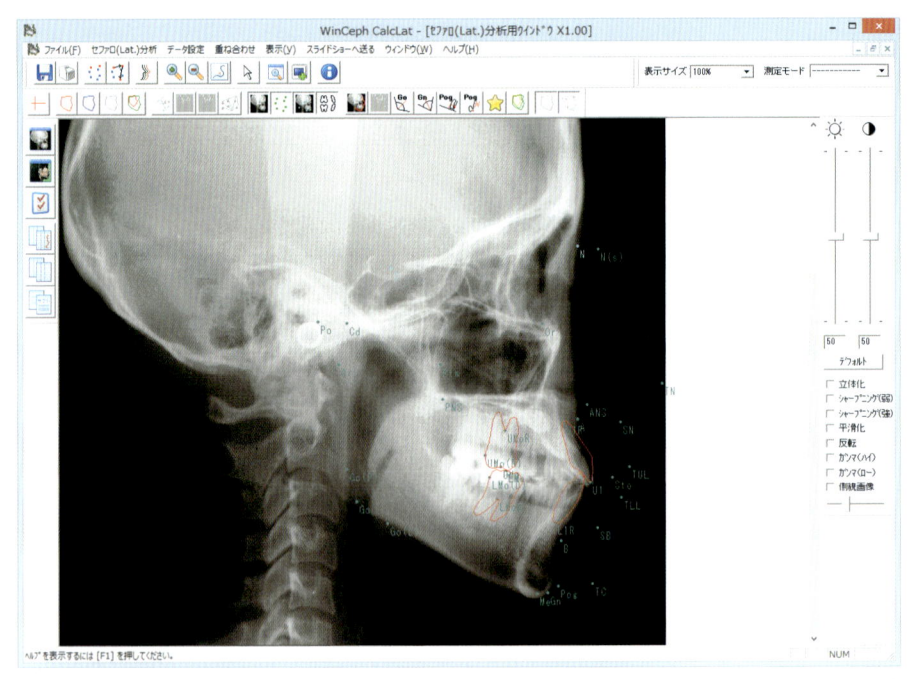

図68 任意の2点（ここではSとN点）を配置することによって，他の計測点が平均的な位置に配置される．

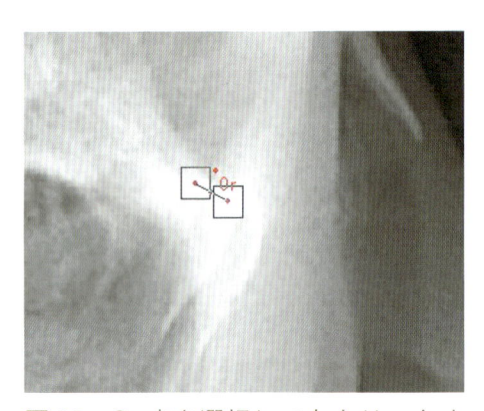

図69 Or点を選択して右クリックすると2点表示されるので，それぞれ設定して再び右クリックによって自動的に中点が設定される．

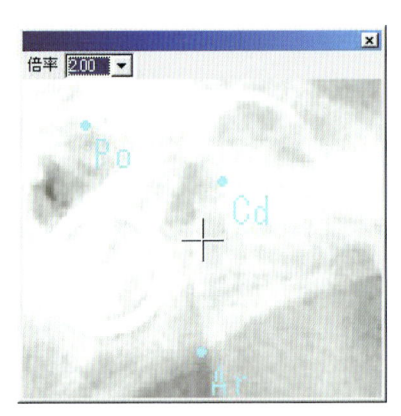

図70 拡大鏡（虫眼鏡）によるウィンドウ表示．

形態を設定する．同様に，上顎第一大臼歯はUMo点を設定し，遠心歯頸部を意味するUMo（D）と根分岐部を意味するUMoRによって傾きと形態を表すことができる．下顎についても同様に設定する．歯の形態を表示することによって，患者への説明もしやすくなる．

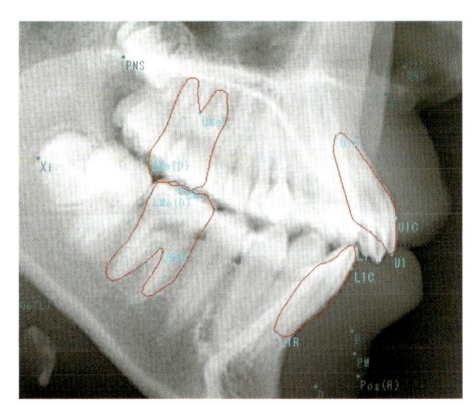

図71 中切歯と第一大臼歯の外形が表示されている．

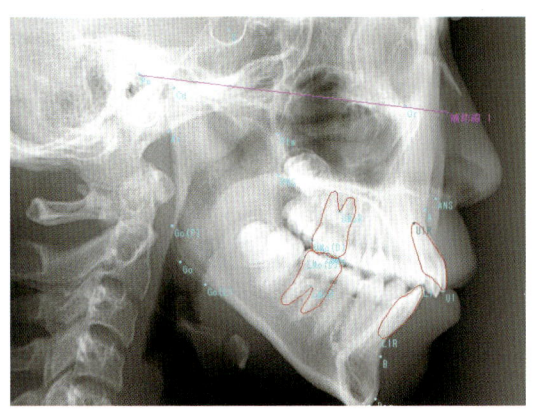

図72 補助線としてFH平面を引く．

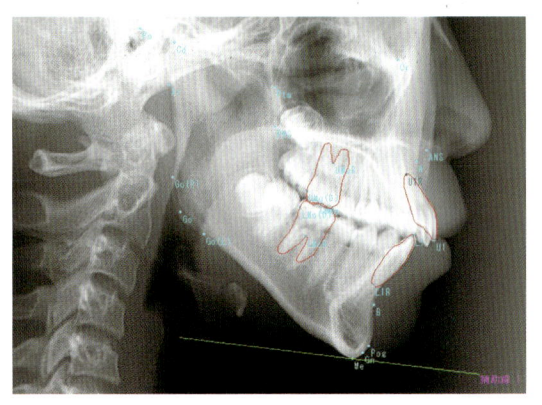

図73 Me点を設定するには，補助線として引いたFH平面をマウスで下方に平行移動して最下点として求めることができる．

　補助線が必要となる計測点においては，まず必要となる補助線を引く．補助線は「データ設定」から「補助線」➡「追加」➡「直線」から2点設定することによって引くことができる（**図72**）．Me点はFH平面に対して最下方点と定義されているので，FH平面を下方に平行移動して求めるとよい（**図73**）．A点やB点も同様にして正確に求めることができる．補助線を消去するには「表示」から「補助線」を選んでON/OFFする．また，Go点を設定するには下顎下縁平面および後縁平面を引く必要がある．そこで，Me点，Ar点をそれぞれ通る接線を引くための便宜的な点であるGo（L），Go（P）を設定し，「表示」から「設定ライン」➡「Go点設定ライン」または から自動的に二等分線が表示されるので，そこから設定する（**図74**）．Gn点，Pog点も同様であるが，Pogは定義の仕方によって下顎下縁平面を基準とする方法（**図75**）とN点からの接線で設定する方法（**図76**）とがある．通常はどちらでも

Chapter 3

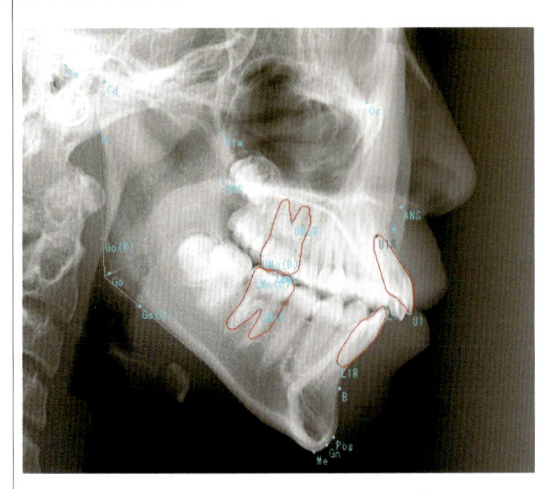

図74 Go点を設定するには，下顎下縁平面および後縁平面を引くための便宜的な点であるGo（L），Go（P）を設定し，下顎下縁・後縁平面の二等分線から設定する．

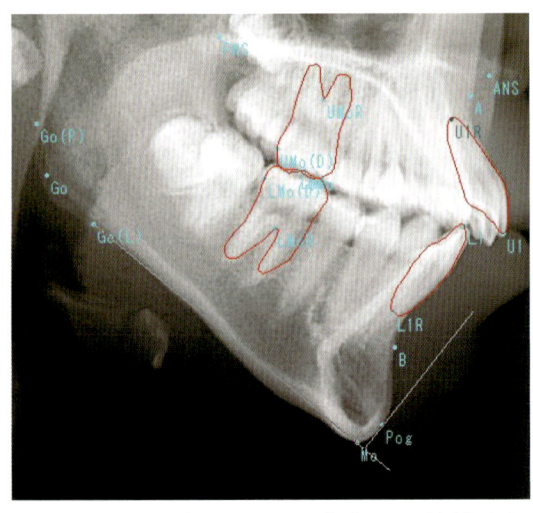

図75 下顎下縁平面より直交する接線よりPog点を求める方法．

大きな差異はない．
　なお，A点より口蓋平面に対する垂線の足であるA'点は，口蓋平面を設定するためのANSとPNS点，A点を設定するだけで自動的に内部にA'点をもつため，設定は不要である．また，Ricketts分析のXi点は，右クリックによって現れる四角形を設定すれば，再び右クリックで自動的に対角線の交点として求められる（図63）．

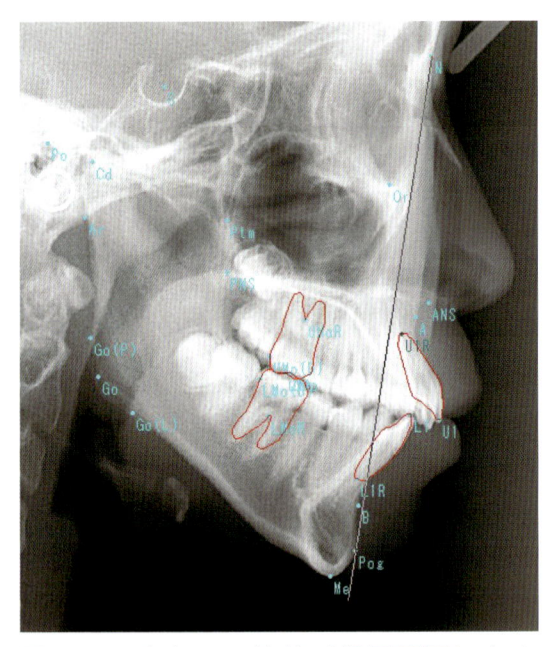

図76 N点からの接線（顔面平面）からPog点を求める方法．

❿ 図形分析

　図形分析（顔面図形分析）は，顎顔面形態について数値を使用せずに視覚的に捉える分析法である．ダイヤグラム分析やプロフィログラム分析などと呼ばれることもある．基本的には特定の計測点を直線でつないで多角形として表示し，性別年齢別基準図形と比較して視覚的に評価するものである．どの計測点を用いてどの順番につなぐか，どの計測点・平面を基準として基準図形と重ね合わせ評価を行うかによって表示結果が変化する．

　まず，「セファロ（Lat.）分析」から「作図法の選択」または ✂ をクリックし，「プロフィログラム」にチェックマークを入れてOKをクリックする（図77）．次に「セファロ（Lat.）分析」から「プロフィログラムのカスタマイズ」を選択し，図形分析に使用したい計測点を選択する（図78）．Or点を含める場合と含めない場合がある．軟組織を図形分析に含めることもできる．次に，「セファロ（Lat.）分析」から「原点設定」を選択する（図79）．ここで基準図形との重ね合わせの基準となるX軸・Y軸を自由に設定することができる．成長などの経年変化を評価したい場合はS点を原点とすることがあるが，一般には基準図形と比較する

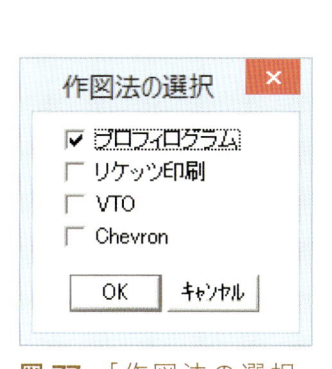

図77　「作図法の選択」でプロフィログラムにチェックマークを入れる．

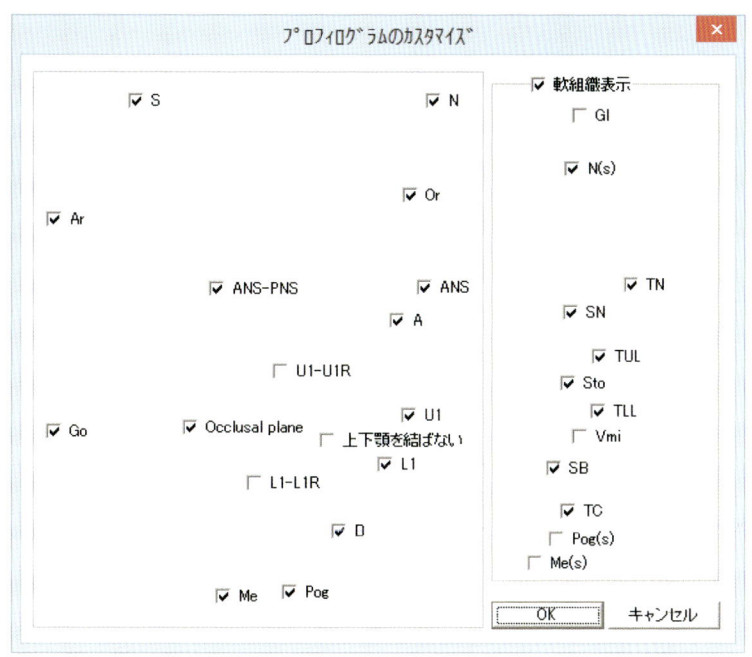

図78　「プロフィログラムのカスタマイズ」により計測点をON/OFFできる．

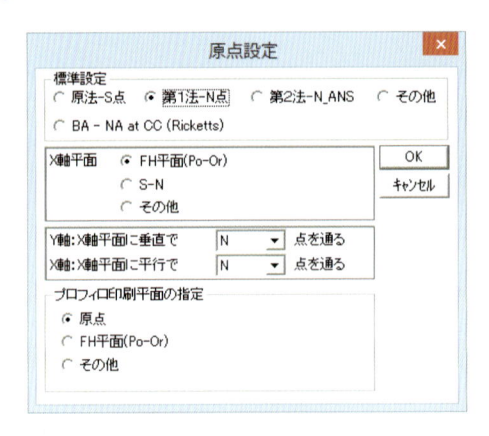

図79 「原点設定」のダイアログ.

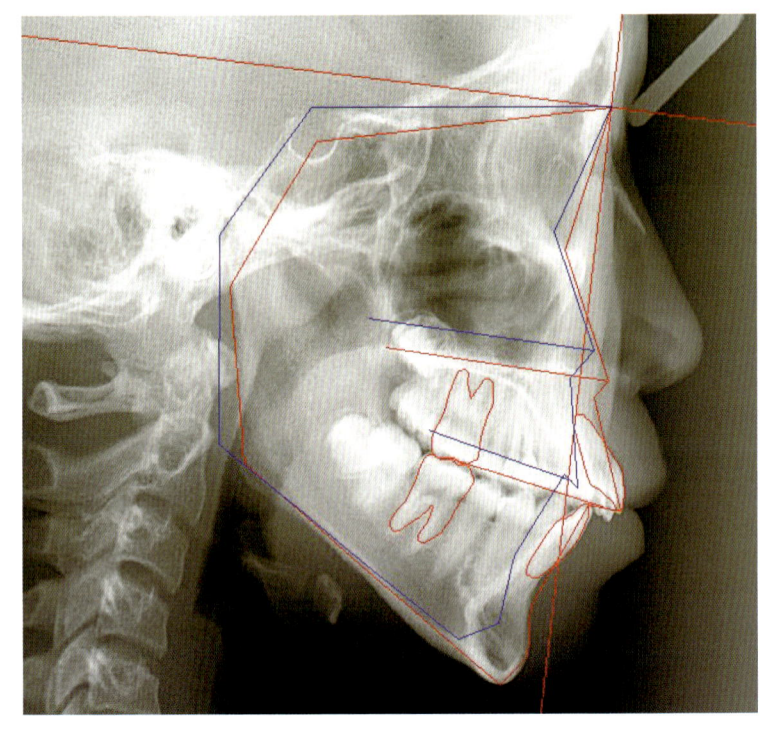

図80 X・Y軸,患者のプロフィログラム（赤）,標準プロフィログラム（青）.

場合はN点を原点とし,FH平面かSN平面をX軸とすることが多い（図80）.

「表示」から「X-Y軸」または ╋ ,「プロフィログラム」➡「プロフィログラム（患者）」または ◯ ,「プロフィログラム（標準）」または ◯ で表示させる（図80）.基準図形は基本情報の性別・年齢から自動的に選択されるが,基準図形の年齢群を変更したい場合は,「データ設定」から「プロフィログラム標準データ選択」を選ぶとステージを変更する画面になる（図81）.なお,19y7m（男子は23y7m),現代日本人,

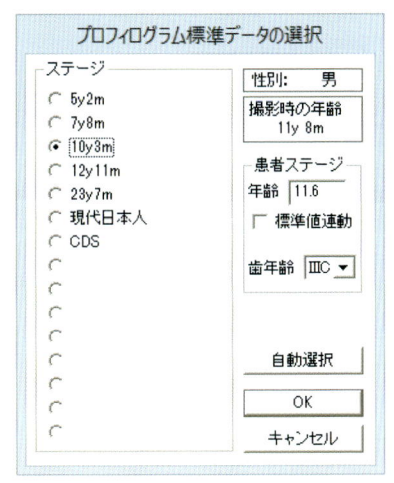

図81 「プロフィログラム標準データ選択」のダイアログ．

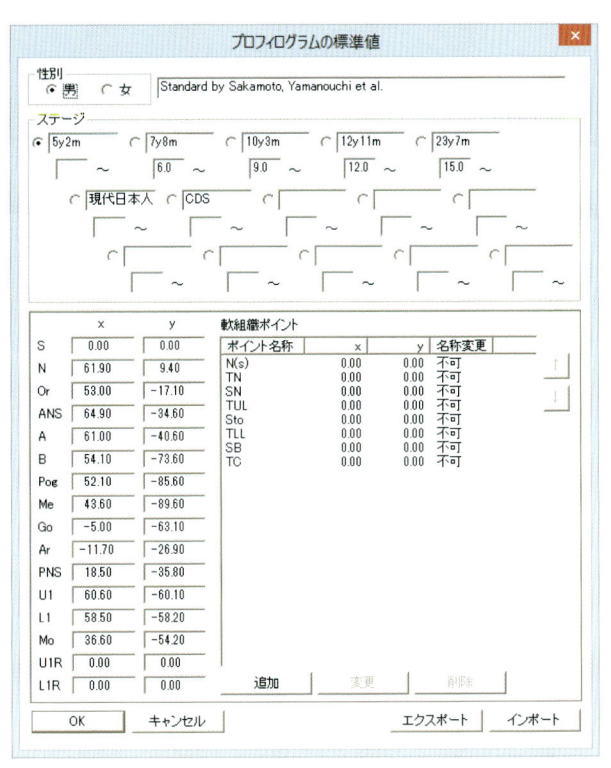

図82 プロフィログラム標準値のデータ変更・追加が可能である．

CDSはいずれも成人の基準値なので好みで選んでよい．これらは，基準値作成のための資料の選択基準や作成年代が異なるもので，おおむね19y7m（女子の場合，男子は23y7m）[5]，CDS[6]，現代日本人[7]の順で上・下顎骨が大きく前方位をとる傾向にある．したがって，19y7m（男子は23y7m）を使用すると基準図形は上・下顎ともに後退傾向を示すため，これを治療目標にすると抜歯治療に，現代日本人を使用すると非抜歯治療の診断になりやすいともいえる．「セファロ（Lat.）分析」から「標準データ修正」で各ステージの計測点のX・Y座標値を変更，あるいは追加することもできる（図82）．「表示」➡「プロフィログラム」➡「全ての標準値」より，全ステージの標準プロフィログラムの同時表示も可能である．

「表示」から「画像」または ，「ポイント」または ，「ラベル」または をクリックしてOFFにすると見やすくなる（図83）．さらに，プリンターに出力するとX軸が水平となり，カルテなどに挟んでおくと便利かもしれない（図84）．各線の太さ，種類やカラーなどは「表示」

Chapter 3

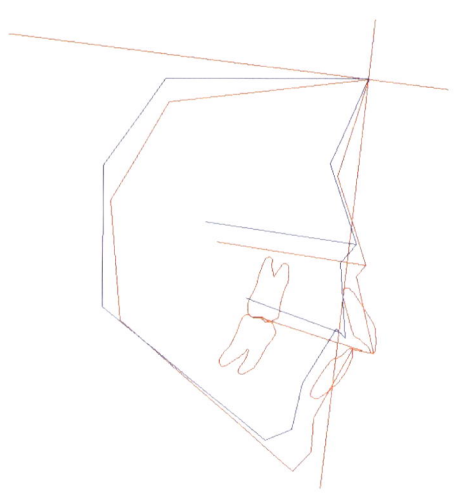

図83 「画像」,「ポイント」,「ラベル」をOFFにすると見やすくなる.

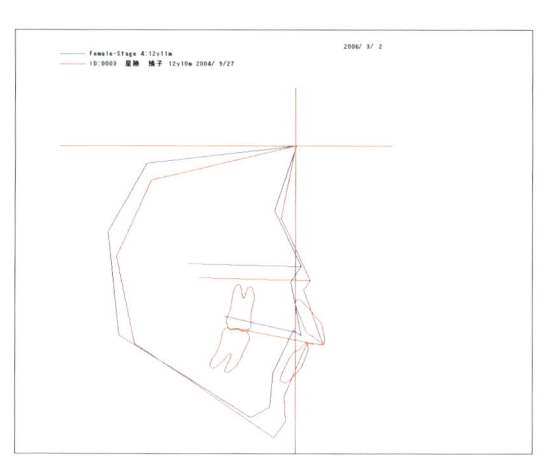

図84 プリンターへの出力.

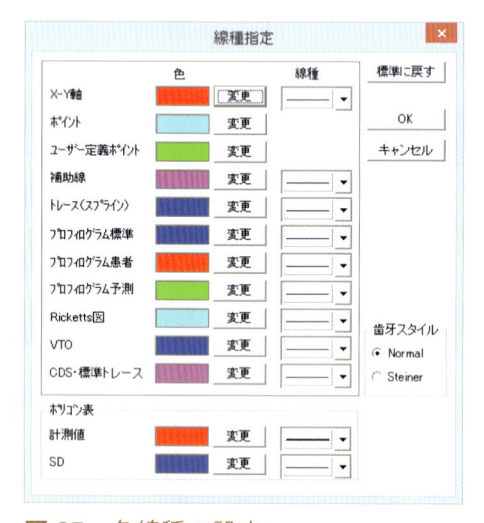

図85 各線種の設定.

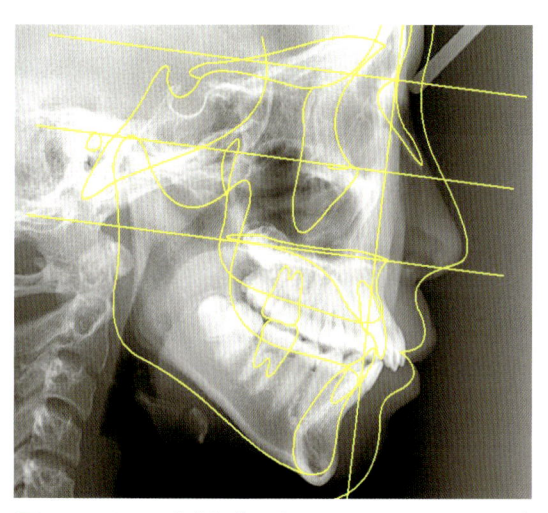

図86 CDS分析(N点とFH平面による重ね合わせ).

から「表示色・線種設定」で変更できる(図85).なお,画面上でFH平面の傾きが気になる場合は,分析を始める前に画像管理の画面で画像処理機能を使用して傾斜を修正しておくとよい(3章39〜40ページ参照).

また,図形分析と類似した分析法にCDS分析がある[6].これは基準図形が多角形の代わりにトレース図になっているものである(図86).上顎骨のみ,下顎骨のみの重ね合わせも可能である.ただし,これは成人の男女の基準図形しか存在しないので,小児では使用できない.

⑪ 線計測と角度計測

　線（距離）計測と角度計測は最も基本的な分析方法である．それぞれの計測項目が何を意味しているかについて，理解しておくことが必要である．

■ 線計測

　WinCephに標準で用意された線計測項目は以下のとおりである．重要な計測項目についてはその意味を併せて示す．

1.	N-S	SとNの距離；前頭蓋底長を意味する
2.	N-ANS	NとANSの距離；前上顔面高を意味する
3.	ANS-Me	ANSとMeの距離；前下顔面高を意味する
4.	N-Me	NとMeの距離；全顔面高を意味する
5.	S´-Ptm´	S，PtmのPNS-ANSへの投影距離
6.	A´-Ptm´	A，PtmのPNS-ANSへの投影距離；上顎骨の前後径を意味する
7.	Ptm´-Ms	Ptm，UMoのPNS-ANSへの投影距離
8.	A´-Ms	A，UMoのPNS-ANSへの投影距離
9.	Is-Is´	U1からPNS-ANSへの垂線距離
10.	Mo-Ms	UMoからPNS-ANSへの垂線距離
11.	Is-Mo	U1とUMoの距離
12.	Gn-Cd	GnとCdの距離；下顎骨全体長を意味する
13.	Pog´-Go	PogからGo（L）-Me（下顎下縁平面）へ垂線を引いた点とGoの距離；下顎骨体長を意味する
14.	Cd-Go	CdとGoの距離；下顎枝高を意味する
15.	Ii-Ii´	L1からGo（L）-Meへの垂線距離
16.	Mo-Mi	LMからGo（L）-Meへの垂線距離
17.	Ii-Mo	L1とMoの距離

　これらの基準値については，坂本ら[7]によって1950年代に研究がなされたものであり，すでに50年以上経過しており，現代人の基準値として使用するには古くなってしまった．50年前とは日本人の平均的体格のうえで大きく異なっているからである．そこで1990年以降に新たに基準値が報告されている．小児に関しては日本小児歯科学会が音頭を

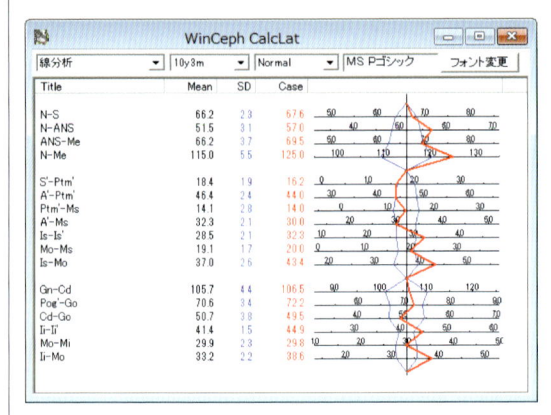

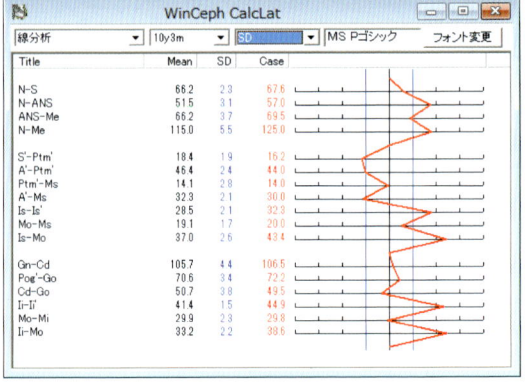

図 87　線計測結果の表示例.　　　　　図 88　SD 表示への切り替え.

とって報告されたものがある[1]．サンプルサイズが大きく，日本のほとんどの地域から集められたもので信頼性が高いが，一部の重要な計測項目の基準値の報告がないのと思春期以降のデータがないのが残念である．成人ではほぼ完璧に近い正常咬合について調べた山内ら[2]の報告がある．いずれもこれらの基準値は WinCeph に「小児歯科」および「現代日本人」として登録されているのですぐに利用できる．

　「セファロ（Lat.）分析」から「分析画面」または により線計測結果を表示することができる（図 87）．基本的には，その年齢が含まれる範囲，または最も近い平均年齢の基準値と比較して第一標準偏差（1SD）を超えて小さい，あるいは大きいかどうかを検討することになる．結果を SD 値（9〜10 ページ参照）表示に切り替えることも可能である（図 88）．その際，患者の暦年齢ではなく，厳密には成熟段階を加味した生理的年齢（骨年齢が代表的）で比較を行うべきであるが，健常児の場合は，多くの場合暦年齢と生理的年齢はほぼ一致していると考えてよい．しかし，ほとんどの項目で小さい，あるいは大きいとなった場合には，選択した基準値がふさわしくないとも考えられる．その場合は 1 段階基準値のステージを変えて評価するほうが望ましい．「セファロ（Lat.）分析」から「分析画面」または により，数値ではなく日本語で計測結果を表示することができる（図 89）．

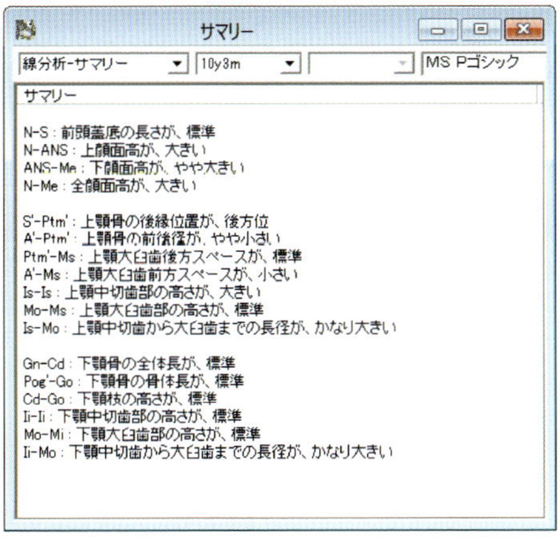

❸ デジタル方式のセファロ分析の実際

図89 線計測結果の日本語による表示.

■ 角度計測

WinCeph に標準で用意された角度計測項目は以下のとおりである．重要な計測項目についてはその意味を併せて示す．

1. Facial angle	Po-Or（FH 平面）と N-Pog（顔面平面）との角度
2. Convexity	N-A と A-Pog との角度
3. A-B plane	A-B と N-Pog（顔面平面）との角度
4. Y-axis	Po-Or（FH 平面）と S-Gn との角度
5. FH to SN	Po-Or（FH 平面）と S-N との角度
6. ∠SNA	∠S・N・A．上顎骨の前後的位置
7. ∠SNB	∠S・N・B．下顎骨の前後的位置
8. ∠ANB	∠SNA マイナス∠SNB；上・下顎の相対的な前後的位置．大きい場合は上顎前突症（Class Ⅱ），小さい場合は下顎前突症（Class Ⅲ）
9. N-Pog to SN	N-Pog（顔面平面）と S-N との角度
10. Nasal floor to SN	S-N と ANS-PNS との角度
11. Nasal floor to FH	Po-Or（FH 平面）と ANS-PNS との角度
12. Mandibular pl. to SN	S-N と Go（L）-Me（下顎下縁平面）との角度．大きい場合は High angle（dolico face），小さい場合は Low angle（brachy face）
13. Mandibular pl. to FH	Po-Or（FH 平面）と Go（L）-Me（下顎下縁平面）との角度
14. Ramus pl. to SN	S-N と Go（P）-Ar（下顎後縁平面）との角度

69

15. Ramus pl. to FH	Po-Or（FH 平面）と Go（P）-Ar（下顎後縁平面）との角度	
16. Gonial angle	Go（L）-Me（下顎下縁平面）と Go（P）-Ar（下顎後縁平面）との角度；下顎角	
17. U1 to SN	S-N と U1-U1R との角度；上顎中切歯の歯軸．大きい場合は唇側傾斜，小さい場合は舌側傾斜	
18. U1 to FH	Po-Or（FH 平面）と U1-U1R との角度	
19. L1 to mandibular pl.	L1-L1R と Go（L）-Me（下顎下縁平面）との角度；下顎中切歯の歯軸．大きい場合は唇側傾斜，小さい場合は舌側傾斜	
20. Interincisal angle	L1-L1R と U1-U1R との角度	
21. Occlusal pl. to SN	S-N と（UMo と LMo の中点）-（U1 と L1 の中点）（咬合平面）との角度	
22. Occlusal pl. to FH	Po-Or と（UMo と LMo の中点）-（U1 と L1 の中点）（咬合平面）との角度	

　線計測と同様に，角度計測値の表示例（図 90）と日本語による分析結果の表示例（図 91）を示す．

　角度計測の基準値においても，1950 年代の飯塚ら[8,9]のデータと，1990 年代の小児歯科学会の報告[1]および現代成人日本人[2]のデータが選択できる．

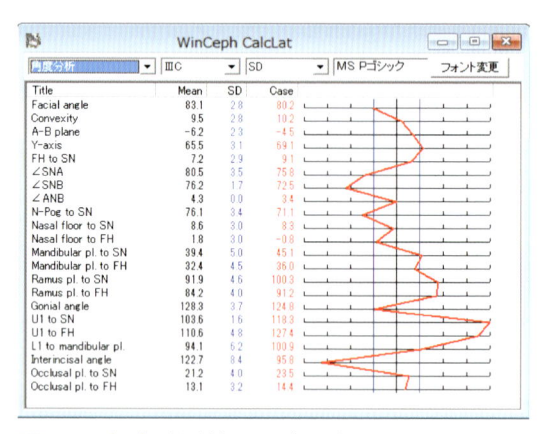

図 90 角度計測結果の表示例．

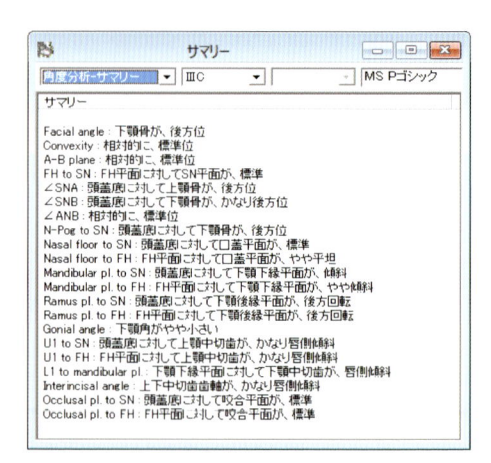

図 91 角度計測結果の日本語による表示．

12 代表的な側面セファロ分析法

■ Ricketts & McNamara 分析と VTO

　Ricketts & McNamara 分析の計測項目を以下に示す．詳しくは成書[3,4]を参考にされたい．

1. Facial axis	N–Ba と PT–(N–Pog(R) と Go(L)–Me の交点)との角度；顔面軸
2. Facial depth	Po–Or (FH 平面) と N–Pog(R) との角度；顔面の深さ
3. Mandibular Pl.	Po–Or (FH 平面) と Go(L)–Me (下顎下縁平面)との角度；下顎下縁平面角
4. L.F.H.	∠ANS・Xi・PM；下顔面高
5. Mandibular Arc	180度－∠DC・Xi・PM；下顎のアーク
6. T.F.H.	N–Ba と PM–Xi との角度；全顔面高
7. Convexity	A から N–Pog(R) (顔面平面) への垂線距離；上顎突出量
8. L1-APO (DISTANCE)	L1 から A–Pog(R) への垂線距離；下顎前歯の突出量
9. L1-APO(DEGREE)	A–Pog(R) と L1–L1R との角度；下顎前歯の傾斜
10. U6-PTV	UMo(D) から PTV–CF (PTV から Po–Or へ垂線を引いたときの接点) への垂線距離；上顎大臼歯の位置
11. Lower lip-E.plane	TLL から TN–TC (E line) への垂線距離；下唇の突出量
12. Cranial deflection	N–Ba と Po–Or (FH 平面) との角度；頭蓋の偏位
13. Cranial length-anterior	N と CC (Ba–N plane と Facial axis の交点) 距離；前頭蓋底の長さ
14. P.F.H.	CF と (Go(L)–Me と Go(P)–Ar との交点) の距離
15. Ramus Position	Xi–CF と Po–Or (FH 平面) との角度；下顎枝の位置
16. Porion Location	Po と CF との距離；Porion (TMJ) の位置
17. Corpus Length	Xi と PM との距離；下顎骨体長
18. A to McNamara line	McNamara line (N を通り FH 平面に垂直な線) に対する A 点の垂線距離；上顎の前後的位置

| 19. Pog to McNamara line | McNamara line に対する Pog（R）点の垂線距離；下顎の前後的位置 |

　「作図法の選択」より「VTO」にチェックマークを入れると，Rickettsの VTO（Visual Treatment Objectives）の表示が可能になる．「表示」より「Ricketts 図」または・「VTO」またはまたは・「Ricketts の結果」または により，セファロ上に VTO が表示される（図92）．「セファロ（Lat.）分析」より「VTO 予測値の設定」から何年後の VTO を予測するかなどのパラメータを設定できる（図93）．「セファロ（Lat.）分析」より「Ricketts 5」を選択することによって Basion-Nasion, Basion-Nasion at CC, Xi-PM at PM, ANS-PNS at ANS, E-plane at Occlusal plane の 5 種類の重ね合わせを表示できる（図94）．

　「表示」➡「Ricketts」から「Ricketts 図」「VTO」「Ricketts の結果」を表示にするか， をクリックすることによって，それぞれ Ricketts 図, VTO, 分析結果を表示することができる（図95）．さらに，「セファロ（Lat.）分析」から「Ricketts 印刷」を選択することによって Ricketts 分析結果をまとめて印刷することができる（図96）．

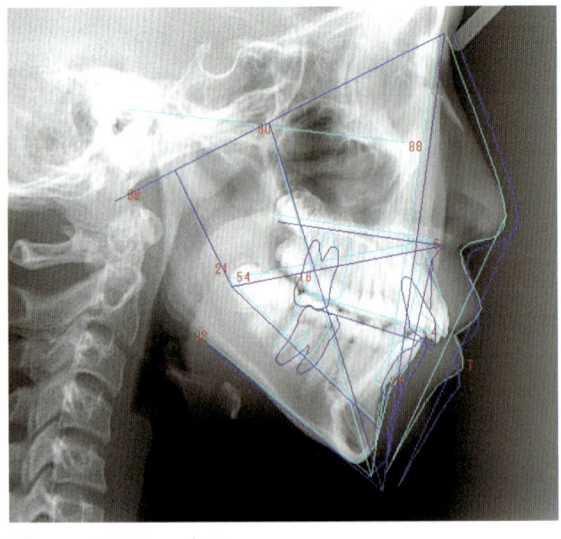

図92　VTO の表示．

図93　VTO パラメータの設定．

❸ デジタル方式のセファロ分析の実際

図94 Rickettsの5つの重ね合わせ．

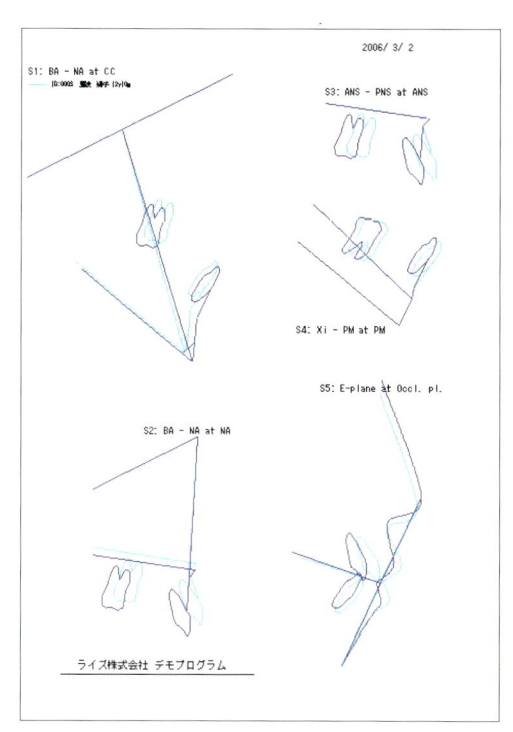

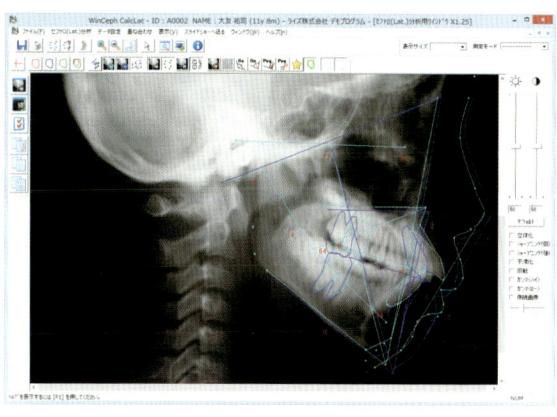

図95 Ricketts分析とVTOの表示例．

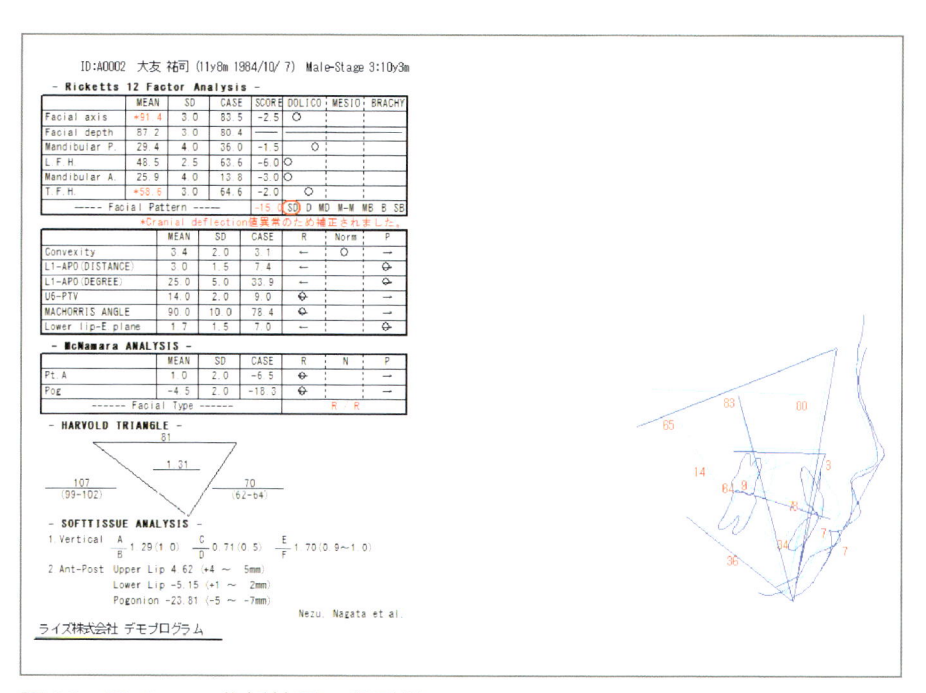

図96 Ricketts分析結果の印刷例．

73

■ Open Bite 分析

Open Bite 分析の計測項目を以下に示す．日本人の標準値は神山ら[10]のデータが用いられている．

1. Ar-Gn to FH	Po-Or（FH 平面）と Ar-Gn との角度
2. Nasal floor to FH	Po-Or（FH 平面）と PNS-ANS との角度
3. Mandibular plane to FH	Po-Or（FH 平面）と Go(L)-Me（下顎下縁平面）との角度
4. Ar-PNS-ANS	180 度－∠ Ar・PNS・ANS
5. Gonial angle	Go(L)-Me（下顎下縁平面）と Go(P)-Ar（下顎後縁平面）との角度
6. U1-6-L1	∠ U1・UMo・L1（U1 が L1 より上のときマイナス）
7. 6-U1 to FH	Po-Or（FH 平面）と UMo-U1 との角度
8. 6-L1 to FH	Po-Or（FH 平面）と UMo-L1 との角度
9. PNS-Ar-6	∠ PNS・Ar・UMo
10. Go-Ar-6	∠ UMo・Ar・Go
11. ANS-Ar-U1	∠ ANS・Ar・U1
12. Gn-Ar-L1	∠ L1・Ar・Gn

■ Steiner & Tweed 分析

Steiner & Tweed 分析に使用する計測項目は以下のとおりである．Steiner 分析の日本人標準値は Miura ら[11]，Tweed 分析は飯塚ら[9]のデータが用いられている．

1. ∠ SNA	∠ S・N・A
2. ∠ SNB	∠ S・N・B
3. ∠ ANB	∠ SNA マイナス ∠ SNB
4. ∠ SND	∠ S・N・D
5. $\overline{1}$ to NA length	U1C から N-A への垂線距離
6. $\overline{1}$ to NA angle	N-A と U1C-U1R との角度
7. $\overline{1}$ to NB length	L1C から N-B への垂線距離
8. $\overline{1}$ to NB angle	N-B と L1C-L1R との角度
9. Pog to NB	Pog から N-B への垂線距離
10. $\overline{1}$ to $\overline{1}$	U1-U1R と L1-L1R との角度

11.	Occlusal pl. to SN	S-N と（UMo と LMo の中点）-（U1 と L1 の中点）（咬合平面）との角度
12.	Go-Gn to SN	S-N と Go-Gn との角度
13.	SL	Pog から S-N へ垂線を引いたときの接点と S との距離
14.	SE	CdE から S-N へ垂線を引いたときの接点と S との距離
15.	FMA	Po-Or（FH 平面）と Go(L)-Me（下顎下縁平面）との角度
16.	IMPA	Go(L)-Me（下顎下縁平面）と L1-L1R との角度
17.	FMIA	Po-Or（FH 平面）と L1-L1R との角度

■ Northwestern 法

Northwestern 法で使用する計測項目は以下のとおりである．主に SN 平面を基準とした計測方法といえる．「角度分析」は本分析法が基になっているので共通した計測項目が多い．

1.	∠NAPog	∠N・A・Pog
2.	∠SNA	∠S・N・A
3.	∠SNB	∠S・N・B
4.	∠ANB	∠SNA マイナス ∠SNB
5.	S-N to Go-Gn	S-N と Go-Gn との角度
6.	FH to NPog	Po-Or（FH 平面）と N-Pog との角度
7.	FH to mandibular plane	Po-Or（FH 平面）と Go(L)-Me（下顎下縁平面）との角度
8.	FH to S-Gn	Po-Or（FH 平面）と S-Gn との角度
9.	∠SNGn	∠S・N・Gn
10.	U1 to SN	U1R-U1 と S-N との角度
11.	U1 to L1	U1R-U1 と L1-L1R との角度
12.	L1 to Go-Gn	L1-L1R と Go-Gn との角度
13.	L1 to Occlusal plane	（UMo と LMo の中点）-（U1 と L1 の中点）（咬合平面）と L1-L1R との角度
14.	AB to Occlusal plane	（UMo と LMo の中点）-（U1 と L1 の中点）（咬合平面）と A-B との角度
15.	U1 to N-Pog	U1 から N-Pog への垂線距離

■ Kim の分析

　Kim の分析に使用する計測項目は以下のとおりである．計測値だけではなく，診断や抜歯・非抜歯の判断までを含んでいる．Kim[12,13] の基準値が用いられている．

1.	Facial angle	Po-Or（FH 平面）と N-Pog（顔面平面）との角度
2.	A-B plane	A-B と N-Pog（顔面平面）との角度
3.	Palatal plane to FH	Po-Or（FH 平面）と ANS-PNS との角度
4.	A-B plane to mand. pl.	A-B と Go(L)-Me（下顎下縁平面）との角度
5.	IIA	U1R-U1 と L1-L1R との角度
6.	ULP	TUL から TN-TC（E line）への垂線距離
7.	LLP	TLL から TN-TC（E line）への垂線距離
8.	A.P.D.I.	項目 1 ＋ 2 ＋ 3 　　mean ± SD の範囲……Class Ⅰ 　　mean － SD より小……Class Ⅱ 　　mean ＋ SD より大……Class Ⅲ
9.	O.D.I.	項目 3 ＋ 4 　　mean ± SD の範囲……標準 　　mean － SD より小……openbite 　　mean ＋ SD より大……deepbite
10.	C.F.	項目 8 ＋ 9 　　C.F. ＞ 152……非抜歯 　　C.F. ≦ 152……抜歯
11.	Extraction Index	ⅡA ＜ 130…ODI ＋ APDI －（130 － ⅡA）／5 －（ULP ＋ LLP） ⅡA ≧ 130…ODI ＋ APDI ＋（ⅡA － 130）／5 －（ULP ＋ LLP）
12.	KIX Index	A.P.D.I.／O.D.I.

■ Jarabak の分析

Jarabak の分析項目は以下のとおりである．

1.	Saddle angle	∠N・S・Ar
2.	Artical angle	∠S・Ar・Go（P）
3.	Gonial angle	Go（L）–Me（下顎下縁平面）と Go（P）–Ar（下顎後縁平面）との角度
4.	The three angle	項目 1 ＋ 2 ＋ 3
5.	Anterior cranial base length	S と N の距離
6.	Posterior cranial base length	S と Ar の距離
7.	Upper gonial angle	∠N・Go・Ar
8.	Lower gonial angle	∠N・Go・Me
9.	Ramus height	Ar と Go'（Ar–Go（P）と Me–Go（L）の交点）の距離
10.	Mandibular body length	Me と Go' の距離
11.	Mandibular body to anterior cranial base	項目 10 ／ 5
12.	SNA	∠S・N・A
13.	SNB	∠S・N・B
14.	ANB	∠S・N・A マイナス ∠S・N・B
15.	SN-GoGn	S–N と Go（L）–Me との角度
16.	SN-Y-axis	S–N と S–Gn（Y 軸）との角度
17.	Posterior facial height	S と Go' の距離
18.	Anterior facial height	N と Me の距離
19.	Facial height ratio	項目 17 ／ 18
20.	Facial plane	S–N と N–Pog との角度
21.	Facial convexity	N–A と A–Pog との角度
22.	Occl. plane to Go-Gn	Go（L）–Me（下顎下縁平面）と（UMo と LMo の中点）–（U1 と L1 の中点）（咬合平面）との角度

23. Dental convexity　　L1–L1R と U1–U1R との角度
24. L1 to Go-Gn (deg.)　L1–L1R と Go（L）–Me（下顎下縁平面）との角度
25. L1 to Go-Gn (mm)　 L1 から Go-Me への垂線距離
26. U1 to SN　　　　　　S–N と U1–U1R との角度
27. U1 to Facial plane　 U1 から N–Pog への垂線距離
28. L1 to Facial plane　 L1 から N–Pog への垂線距離
29. Lower lip　　　　　　TLL から TN–TC（E line）への垂線距離
30. Upper lip　　　　　　TUL から TN–TC（E line）への垂線距離

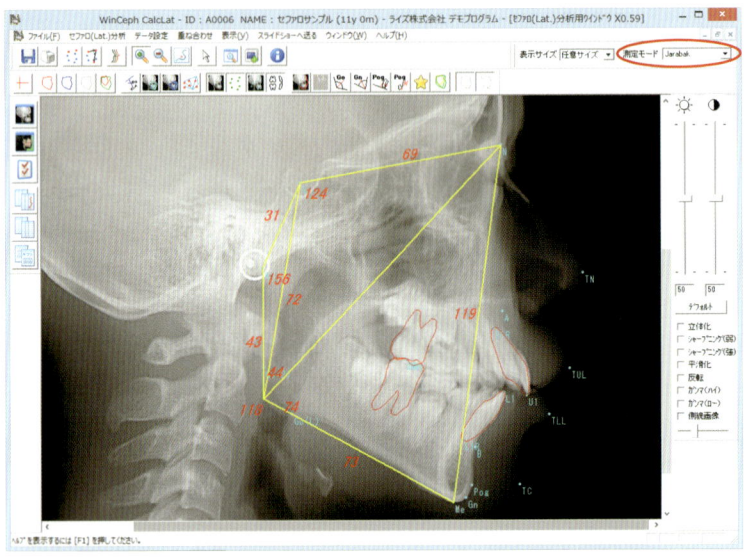

図 97　「測定モード」を「Jarabak」に切り替えることによって表示される分析結果.

「測定モード」よりプルダウンメニューの「Jarabak」に切り替えて分析結果を表示することもできる（図 97）.

■ Level anchorage 分析

　Level anchorage に使用するセファロ計測項目は以下のとおり.
SNA, SNB, ANB, U1 to NA length, U1 to NA angle, FMA, L1 to NB length, L1 to NB angle, Mandibular plane to SN
　「表示」から「LAS 分析値」より結果を表示する（図 98）.「測定モード」から「Las（治療前）」などを選択して表示することもできる（図 99）. 詳しくは成書[14]を参考にされたい.

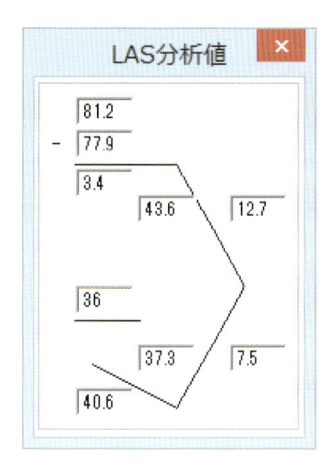

❸ デジタル方式のセファロ分析の実際

図98 セファロから求めるLevel anchorage分析値.

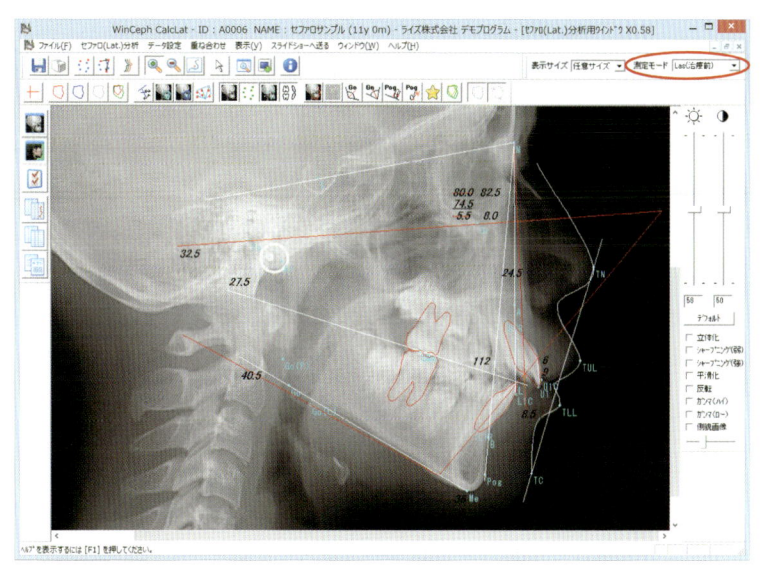

図99 「測定モード」を「Las（治療前）」などに切り替えることによって表示される分析結果.

その他の分析

前述した分析法以外に,「Others」として以下のような計測項目が含まれている.

1. Harvold-McNamara triangle
   a. Lower anterior facial height　　ANSとMeの距離
   b. Maxillary length (Cd-A)　　CdとAの距離
   c. Mandibular length(Cd-Gn)　　CdとGnの距離
   (Cd-Gn) - (Cd-A)　　cマイナスa
   　　25〜30…Class Ⅰ
   　　＜25 ……Class Ⅱ
   　　＞30 ……Class Ⅲ

2. Wits appraisal
   A・B to Occlusal plane　　A・Bそれぞれから（UMoとLMoの中点）-（U1とL1の中点）（咬合平面）へ垂線を引いた交点の距離，B点がA点より前方にある場合はマイナスの符号をとる.

3. Z angle TUL から TN-TC(E line) への垂線距離 >TLL から TN-TC への垂線距離 TUL から TN-TC への垂線距離 ≦ TLL から TN-TC への垂線距離	TUL-TC と Po-Or（FH 平面）との角度と，TLL-TC と Po-Or との角度の小さい方
4. Overjet	（UMo と LMo の中点）−（U1 と L1 の中点）（咬合平面）に U1C，L1C それぞれから垂線を下ろした点の距離，L1 が前方位にある場合はマイナスの符号となる
5. Overbite	（UMo と LMo の中点）−（U1 と L1 の中点）（咬合平面）に U1，L1 それぞれの垂線距離の合計，開咬の場合はマイナスの符号をとる

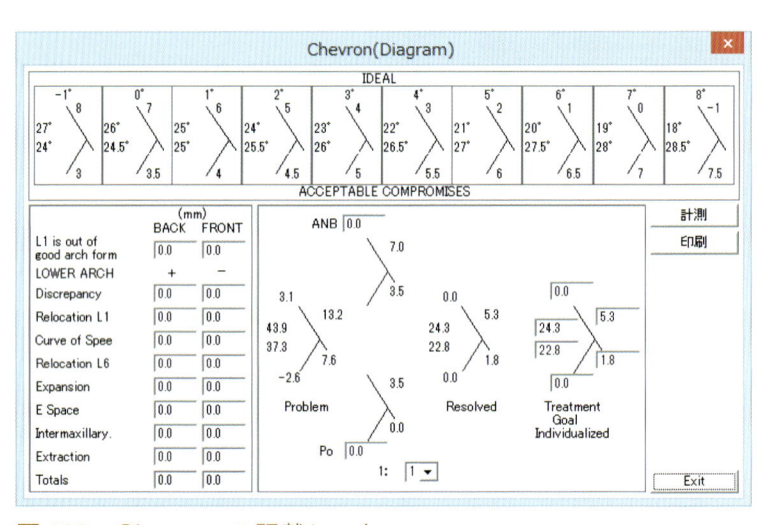

図 100　Chevron の記載シート．

　この中では，Wits appraisal は咬合平面を基準とした上・下顎骨の前後的な評価（骨格型 Class I，II，III）が可能であり，臨床的に有用な計測項目といえる．

　また，「セファロ（Lat.）分析」より「作図法の選択」から「Chevron」にチェックマークを入れる．「Chevron」を選択することにより，模型分析の結果を加味して ANB 角を基準として上・下顎前歯の前後的位置と歯軸の治療目標を設定することができる（図 100）．

⑬ 正面セファロの分析法

正面のセファロは，主に各部の幅径と大臼歯歯軸の関係，前歯の正中線および顎骨の対称性の評価が目的となる．正面セファロでは，イヤーロッドを中心に顔面が上下的に回転するので解剖学的な構造物の位置関係は変化し，垂直的高さの計測は誤差が大きいことに注意する．

正面セファロの分析法は，側面セファロに比べて種類は少ない．WinCephでは代表的な分析法であるRicketts分析と，対称性の評価を目的としたオリジナル分析法が組み込まれている．

■ Ricketts 分析

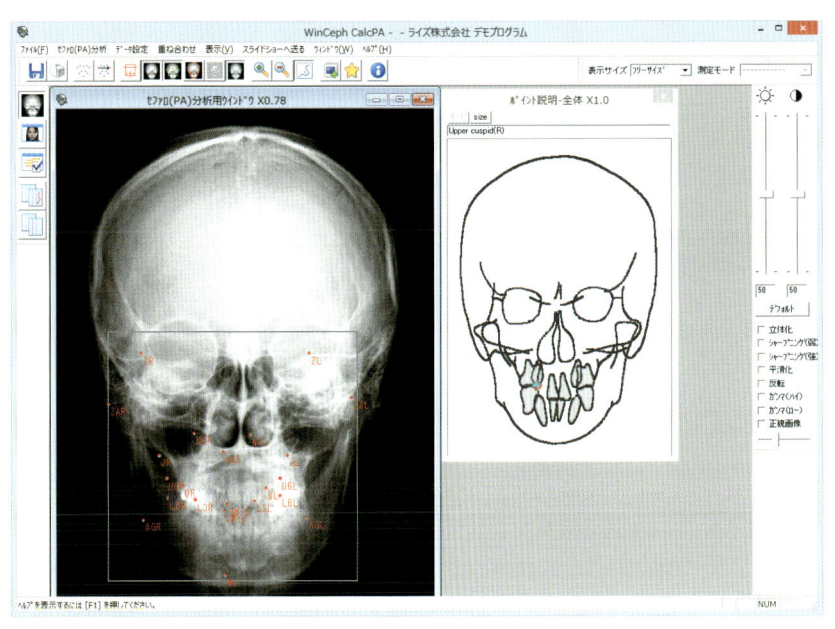

「画像管理」タブより正面セファロを選択して「新規分析」の「PA」ボタンをクリックすると測定画面に変わる（図101）．「データ設定」より「2点指定によるデフォルトポイントの配置」または ◎ をクリックし，側面セファロと同様に2点指定することで計測点を平均的な位置に配置できる（図102）．Ricketts分析に使用されるPAの計測点を図103に示す．

図101　正面セファロの計測画面．

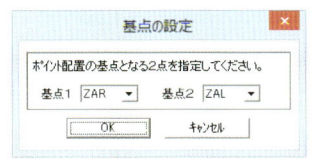

図102　2点を設定する．

Chapter 3

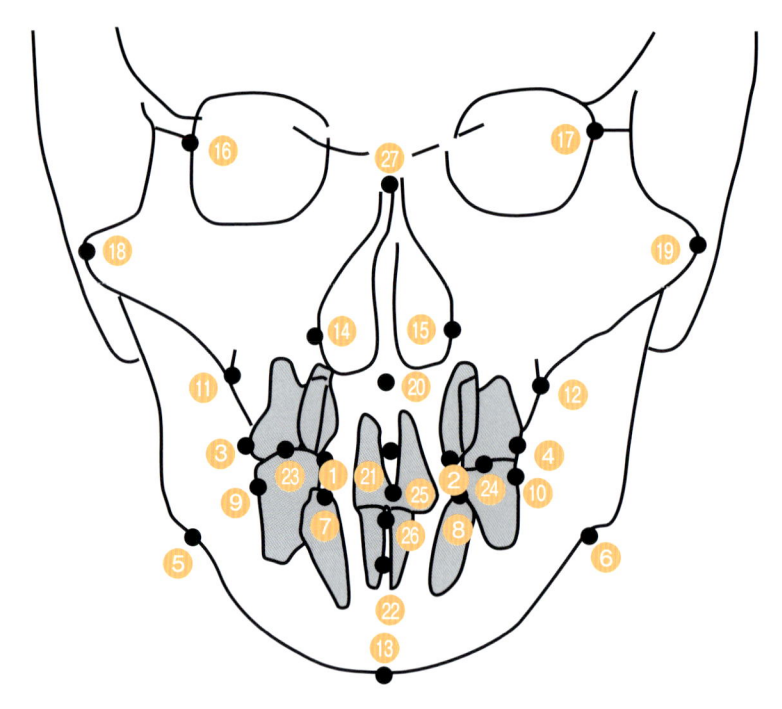

図103　Ricketts の PA 分析に用いる計測点

- ① U3R ……… 上顎永久犬歯の尖頭（右）
- ② U3L ……… 上顎永久犬歯の尖頭（左）
- ③ U6R ……… 上顎第一大臼歯頬側最大豊隆点（右）
- ④ U6L ……… 上顎第一大臼歯頬側最大豊隆点（左）
- ⑤ AGR ……… 前下顎角切痕（antegonial notch）（右）
- ⑥ AGL ……… 前下顎角切痕（antegonial notch）（左）
- ⑦ L3R ……… 下顎永久犬歯の尖頭（右）
- ⑧ L3L ……… 下顎永久犬歯の尖頭（左）
- ⑨ L6R ……… 下顎第一大臼歯頬側最大豊隆点（右）
- ⑩ L6L ……… 下顎第一大臼歯頬側最大豊隆点（左）
- ⑪ JR ………… 頬隆起（jugal process）上の点で上顎骨の粗面と頬骨突起の交点（右）
- ⑫ JL ………… 頬隆起（jugal process）上の点で上顎骨の粗面と頬骨突起の交点（左）
- ⑬ Me ………… オトガイ隆起の直下でオトガイ三角の中心の下にあたる下顎結合の下縁
- ⑭ NCR ……… 鼻腔の外周で最も幅径の大きい部分の点（右）
- ⑮ NCL ……… 鼻腔の外周で最も幅径の大きい部分の点（左）
- ⑯ ZR ………… 頬骨前頭縫合の内側で眼窩との交点（右）
- ⑰ ZL ………… 頬骨前頭縫合の内側で眼窩との交点（左）
- ⑱ ZAR ……… 頬骨弓の起始部の中心部にある点（右）
- ⑲ ZAL ……… 頬骨弓の起始部の中心部にある点（左）
- ⑳ ANS ……… 前鼻棘（Anterior nasal spine）鼻腔の直下で硬口蓋の上にある点
- ㉑ A …………… 歯冠と歯肉の接点で，上顎中切歯乳頭部にあたる点
- ㉒ B …………… 歯冠と歯肉の接点で，下顎中切歯乳頭部にあたる点
- ㉓ 6R ………… 上下第一大臼歯咬合面の中点（右）
- ㉔ 6L ………… 上下第一大臼歯咬合面の中点（左）
- ㉕ UMid ……… 上顎左右中切歯の接触点（Upper midline）
- ㉖ LMid ……… 下顎左右中切歯の接触点（Lower midline）
- ㉗ CG ………… 頭蓋の正中基準（Crista galli，鶏冠）

図104　計測点の設定.

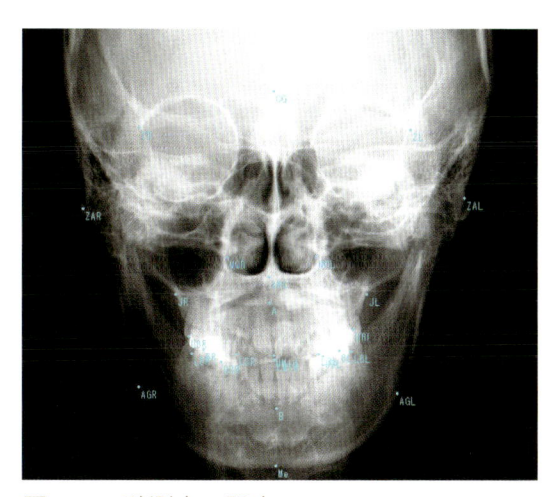

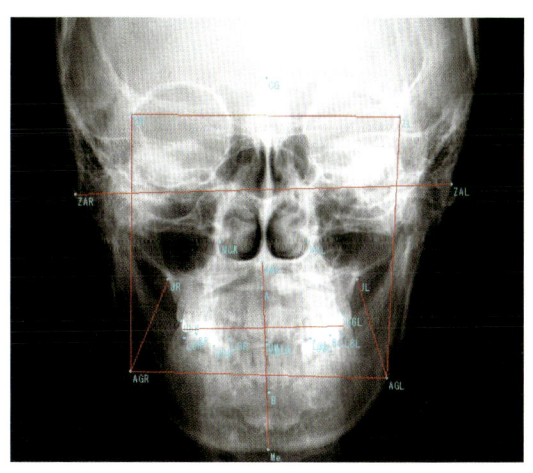

図105　基準平面の表示.

　計測点の設定が終了した後（図104），「表示」より「分析平面」または ■ によって各基準平面が表示され，対称性の有無などが視覚的に捉えやすくなる（図105）．

　計測項目は以下のとおりである．「セファロ（PA）分析」より「分析画面」または ■ をクリックして各計測値を求めることができる（図106）．

1.	Molar relation left	U6L，L6L の咬合平面（6R-6L）への投影距離
2.	Molar relation right	U6R，L6R の咬合平面への投影距離
3.	Intermolar width (mand.)	L6R，L6L の咬合平面への投影距離
4.	Intercanine width (mand.)	L3R と L3L の距離
5.	Denture midline	UMid，LMid の咬合平面への投影距離
6.	Max mand. width left	JL から AGL-ZL への垂線距離
7.	Max mand. width right	JR から AGR-ZR への垂線距離
8.	Max mand. midline	ZR-ZL と ANS-Me との角度
9.	Molar to jaw left (mand.)	L6L から咬合平面へ垂線を引いた点から JL-AGL への垂線距離
10.	Molar to jaw right (mand.)	L6R から咬合平面へ垂線を引いた点から JR-AGR への垂線距離

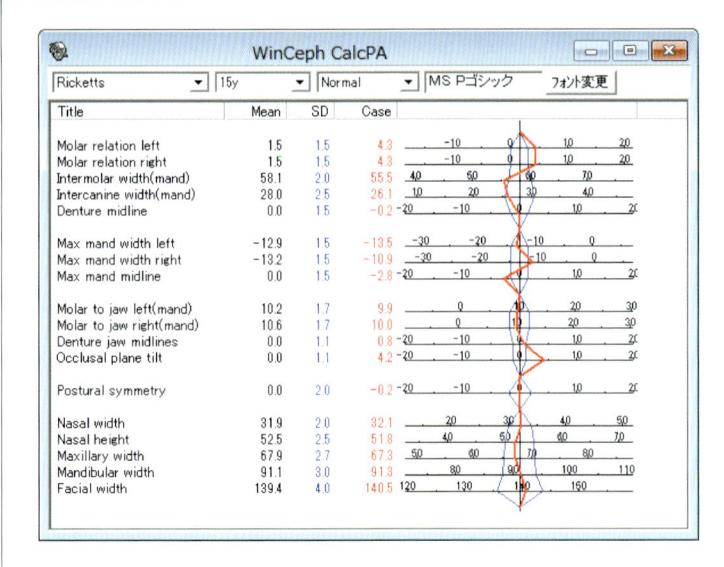

図106　計測結果の表示.

11.	Denture jaw midlines	LMid から ANS-Me への垂線距離
12.	Occlusal plane tilt	ZR から咬合平面への垂線距離と ZL から咬合平面への垂線距離との差
13.	Postural symmetry	∠ZR・AGR・ZAR と ∠ZL・AGL・ZAL との差
14.	Nasal width	NCR と NCL の距離
15.	Nasal height	ANS から ZR-ZL への垂線距離
16.	Maxillary width	JR と JL の距離
17.	Mandibular width	AGR と AGL の距離
18.	Facial width	ZAR と ZAL の距離

■ その他の分析

　その他の分析である「対称性分析」は，WinCephオリジナルの分析法であり，顎顔面形態や歯系の対称性を評価する目的で行うものである．左右に存在する計測点の対称性を評価するためには，何より基準平面となる正中線の設定が重要になる．

　まず，「セファロ（PA）分析」より「対称性分析」を選択する．次に，「データ設定」より「正中基準線」➡「任意の線位置設定」を選択すると，アイコンが変化する（図107）．「データ設定」から「ポイントの追加」を選択するとマウスポインタは十字に変わるので，正中線と思われる上下2点をクリックして主観的に設定する．あるいは，正中線の設定に利用

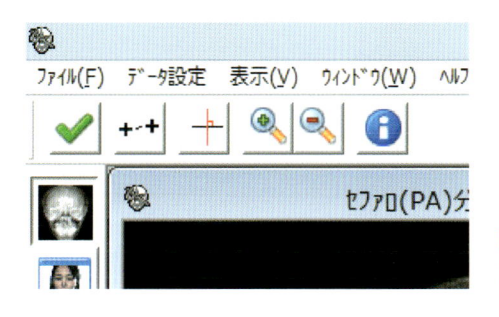

❸ デジタル方式のセファロ分析の実際

図107　任意の正中線設定時のアイコン．

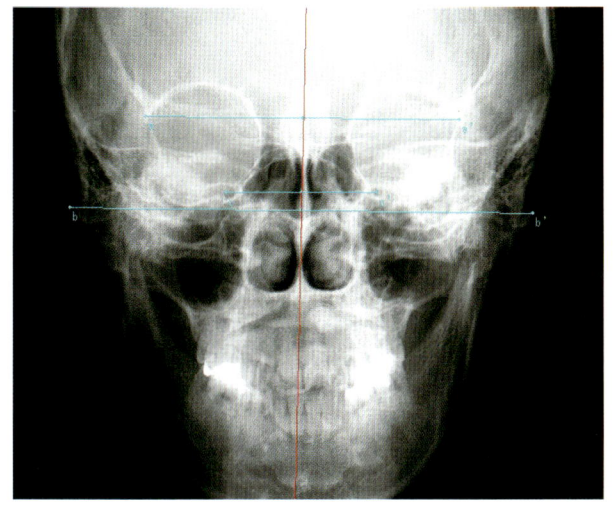

図108　任意の2点指定による正中基準線の設定．

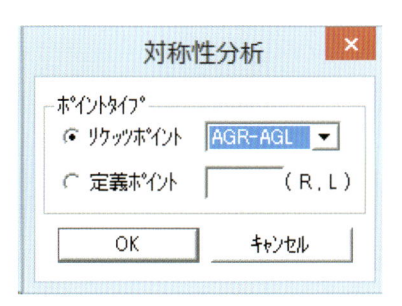

図109　対称性分析のための計測点の設定．

　できると思われる構造物の左右2点をクリックし，任意に複数の対を指定する．このとき，下顎骨の対称性を評価したい場合には，2点とも頭蓋底や上顎骨を基準として指定しなければならない．自動的に最小二乗法により正中線が表示される（図108）．設定したら「ファイル」から「OK」で元の画面に戻る．
　次に，対称性を評価したい計測点を設定する必要がある．独自に計測点を設定することもできるし，RickettsのPA分析に用いられる計測点をそのまま流用することもできる．ここでは，左右の下顎角前方部のAGRとAGLを例にとって説明する．「セファロ分析（PA）分析」より「対称性分析設定」➡「追加」をクリックする．「リケッツポイント」のラジオボタンをクリックし，「AGR-AGL」を選択して（図109）「OK」をクリックする．そのまま「OK」でウィンドウを閉じて「AGR」と「AGL」をドラッグして設定する．自動的に基準正中線に対する垂線が引かれる（図110）．「セファロ分析（PA）分析」より「対称性計測」により基準正中線に対してどちらが正中線より何mm大きく離れていて何mm上

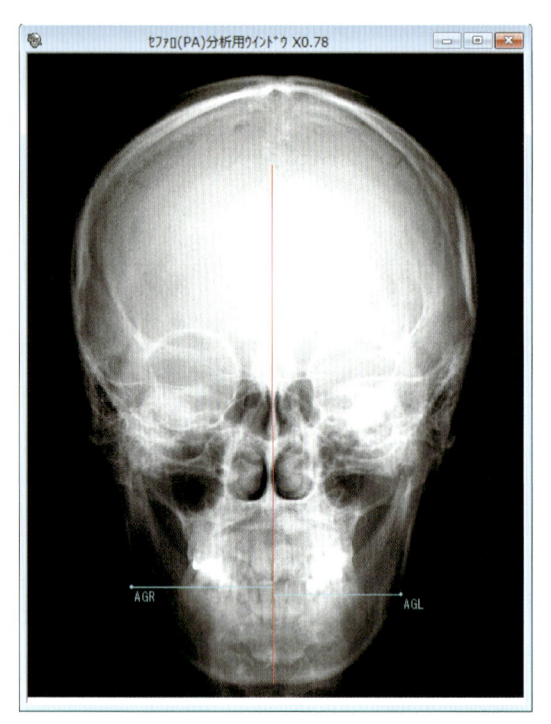

図110 計測点からの垂線による対称性の評価.

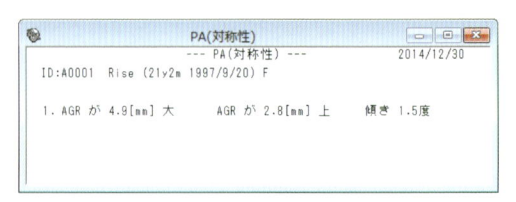

図111 対称性の数値による評価.

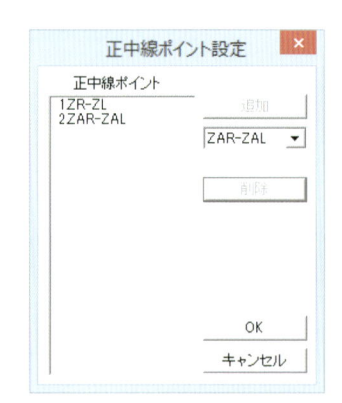

図112 正中線設定に用いる左右計測点を2つ以上選択する.

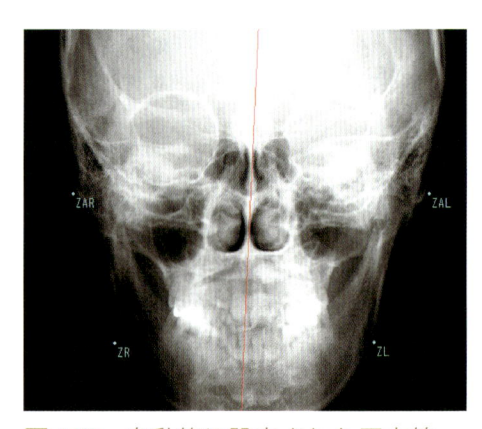

図113 自動的に設定された正中線.

方か，また正中線に対する傾きは何度かが表示される（図111）．左右対称であればいずれも0mm，0度となる．

また，正中線の設定には，複数の左右計測点から自動的に求める方法もある．図109のように用いる正中線の設定や対称性の評価に用いる分析ポイントを追加しておく．次に，「データ設定」より「正中基準線」➡「ポイント指定表示」を選択し，「正中線ポイント設定」より正中線の設定に用いる分析ポイントを2つ以上選択する（図112）．自動的に最小二乗法により正中線が設定される（図113）．

⑭ 分析結果の解釈と診断

　側面セファロ分析において,「線計測」と「角度計測」を選択した場合は,「総合診断」を表示させることができる.「セファロ（Lat.）分析」より「診断画面」にてプルダウンメニューから「総合診断」を選択すると日本語で分析のまとめを表示させることができる（図114）.この診断はSN平面を基準とした評価（下顎前歯は下顎下縁平面を基準）であるので,SN平面とFH平面とのなす角度が標準より大きい,または小さい場合は,FH平面を基準として評価する場合の図形分析などとはイメージが異なっている可能性があるので注意が必要である.SN平面とFH平面とのなす角度が標準より1SD大きい,または小さい場合は,図110のように「(なお,FH平面に対するSN平面が標準より傾斜しているため,プロフィログラム分析とは異なる結果を示す場合がある.)」という注意書きが表示される.総合診断とはいえ,あくまで一つの評価方法から機械的に導き出した目安にすぎず,自分で分析結果から総合的に評価することが大切である.

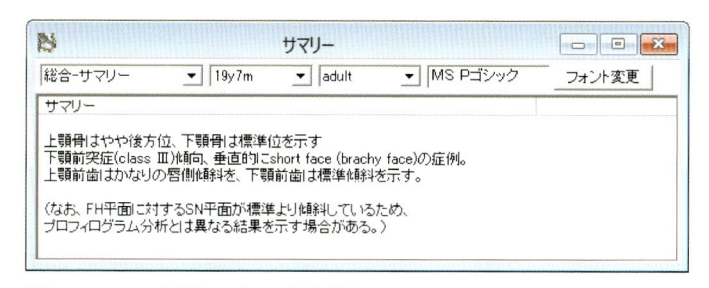

図114　日本語による分析結果のまとめ.

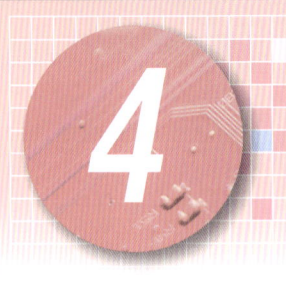

4 デジタル方式のセファロの重ね合わせから模型分析まで

1 セファロの重ね合わせ

　顎顔面部の成長変化や，治療による顎骨・歯の変化を調べるためには，一般にセファロの透写図（トレース）を作成し，それらの重ね合わせを行うことによって評価する．しかし，トレースを行ってから画像を取り込むことをせずに直接レントゲンを取り込むデジタル方式の場合にはもともとトレースは行っていない．ましてやデジタルレントゲンを利用している場合には，フィルムとして出力しない限り，従来のようなトレースを作成することはできない．このようなデジタル方式のなかでセファロの重ね合わせをしたい場合はどのようにすればよいのだろうか．一つは，セファロの重ね合わせによる評価は行わないと割り切ることである．それに代わるものとしては，ダイヤグラムの重ね合わせの方法がある．ダイヤグラムに現れるようなおおまかな変化であればそれで事足りることもある．しかし，セファロの重ね合わせをどうしても作成する必要が出てくる場合もある．そこで，WinCephでは次の2通りの方法を用意している．

■トレース画像を作成して重ね合わせる方法

　画像上に直接デジタルにトレース画像を作成する方法である．鉛筆で書くように，マウスなどで線を書き込むことも可能であるが，鉛筆書きのように滑らかなラインにはならないのでなかなか難しい．そこでポイントを自動的に平滑化して滑らかなラインを書く方法について紹介していく．
　セファロ分析画面で，「重ね合わせ」より「トレース（スプライン）重ね合わせ」➡「トレース自動作成」を選択し，「全選択」して「OK」をクリックする（図1）．セファロ画像上に赤いトレースのラインが出現するので各パーツ（側貌（上），側貌（下），鼻骨，眼窩，頭蓋底，外耳孔，上顎骨，下顎骨，舌骨，頸椎）ごとに修正する（図2）．各パーツには青いポイントと緑のポイントが存在している．緑のポイントは位

❹ デジタル方式のセファロの重ね合わせから模型分析まで

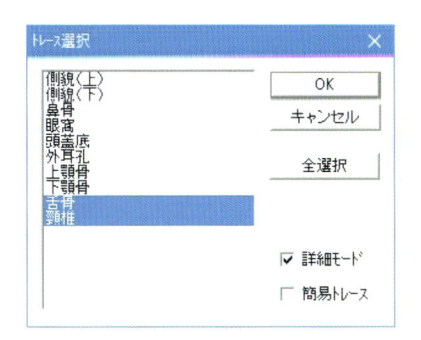

図1　トレース選択．

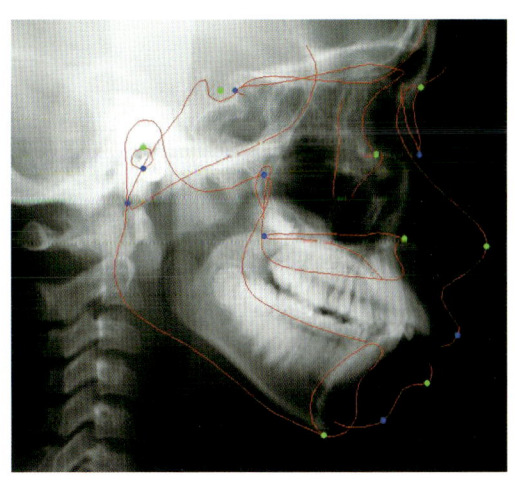

図2　トレースの赤いラインが表示される．

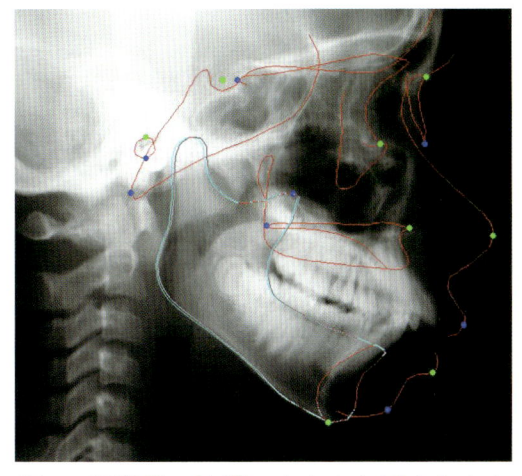

図3　下顎骨の位置，大きさと形をおおむね合わせる．

図4　ダブルクリックすると下顎骨外形が修正可能になる．

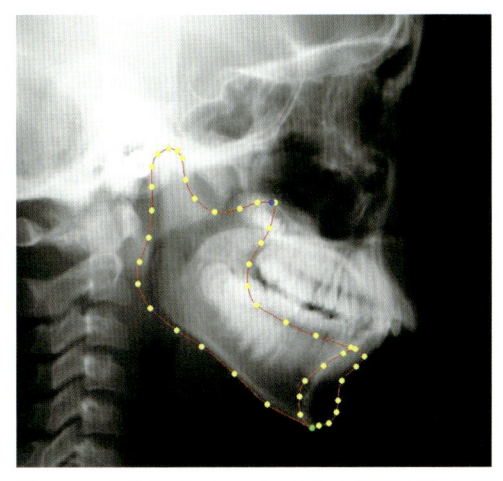

　置を，青いポイントは大きさと形を変化することができるので，おおむね位置と大きさ，形を合わせておく（図3）．そのうえで細かな修正を加える．各パーツの近くでダブルクリックするとそのパーツが選択され，そのラインを形成する黄色いポイントが出現する（図4）．このポイントをドラッグして修正を加える．スプライン曲線によって自動的に滑らかなラインが描かれることがわかる（図5）．右クリックによって修正を完了し，他のパーツについても同様に修正を行う．すべて修正が終わったら右クリックでラインが青に変わり，「表示」から「歯の表示」を選択する（図6）．セファロ画像を「表示」➡「画像」から非表示にするとトレース図が完成する（図7）．

Chapter 4

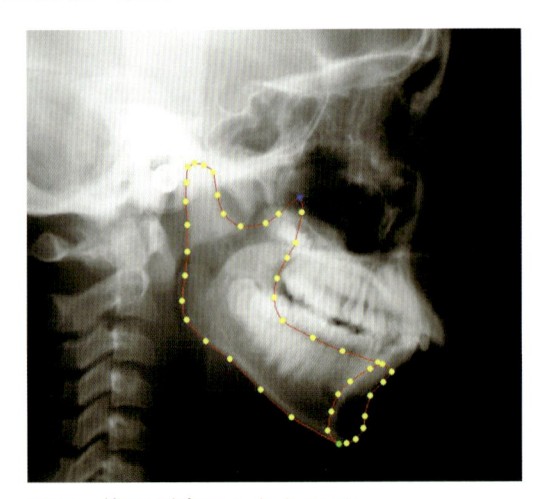

図5　修正が完了したところ．

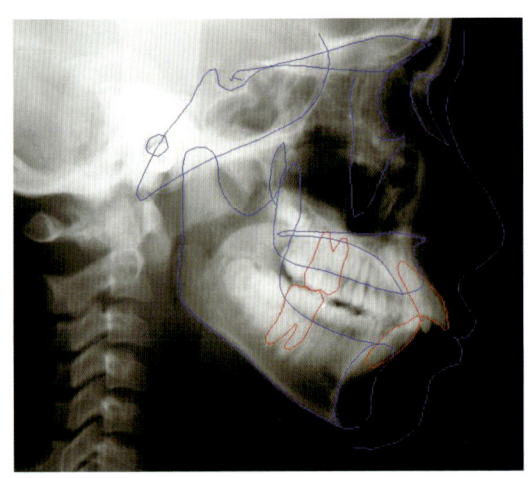

図6　すべてのパーツを修正し，右クリックした後に歯を表示させる．

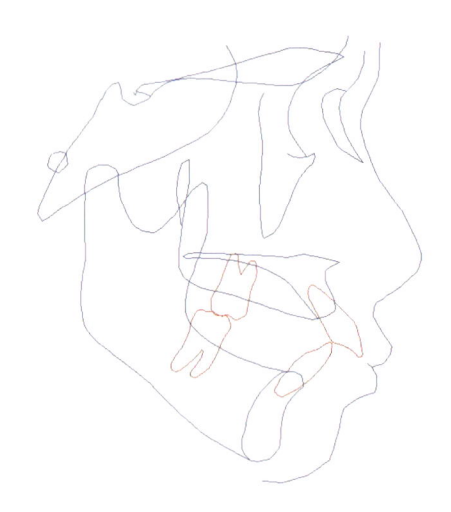

図7　画像を非表示にする．

　同様に，重ね合わせたいセファロについてもトレースを作成しておく．「重ね合わせ」より「重ね合わせ設定」を選択し（図8），重ね合わたいセファロを右ウィンドウから選んで「＜」ボタンで左ウィンドウに移動する．表示設定の「トレース」にチェックを入れ（図9），必要であればライン種類と色を変更して「閉じる」．「セファロ（Lat.）分析」より「原点設定」を選択して重ね合わせ基準を決める．通常はX軸平面をS-Nとし，Y軸・X軸ともSを通るようにし（図10），重ね合わせ図を表示する（図11）．

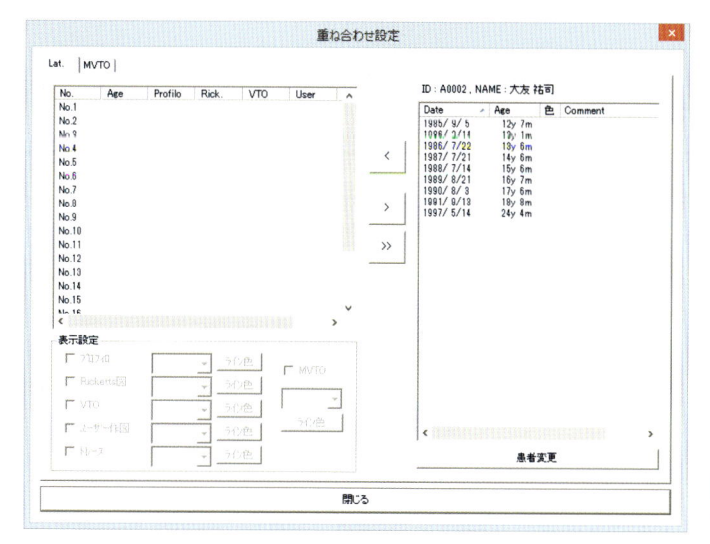

❹ デジタル方式のセファロの重ね合わせから模型分析まで

図8 重ね合わせ設定.

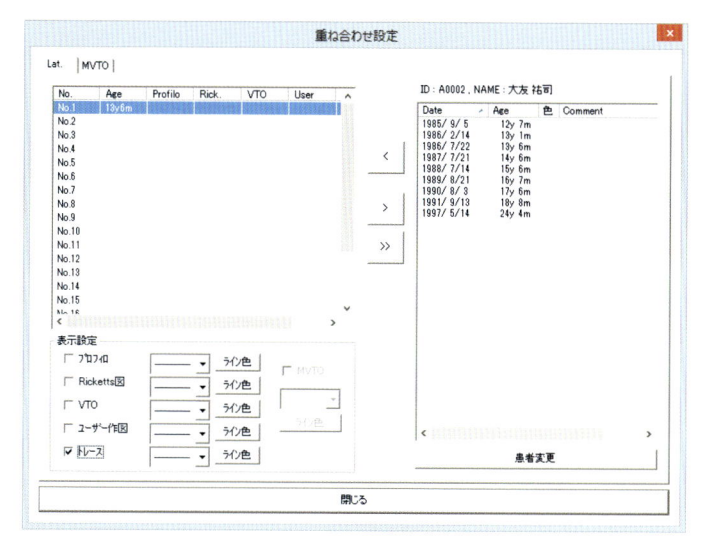

図9 重ね合わせを行うセファロを選択する.

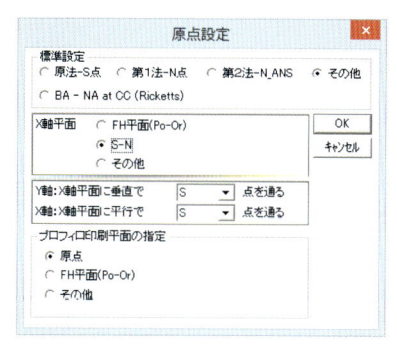

図10 重ね合わせの原点設定を行う.

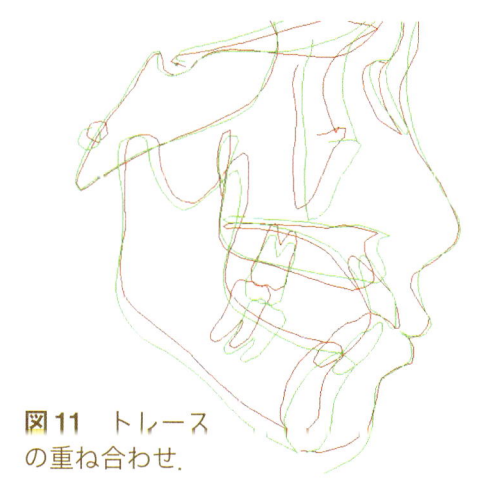

図11 トレースの重ね合わせ.

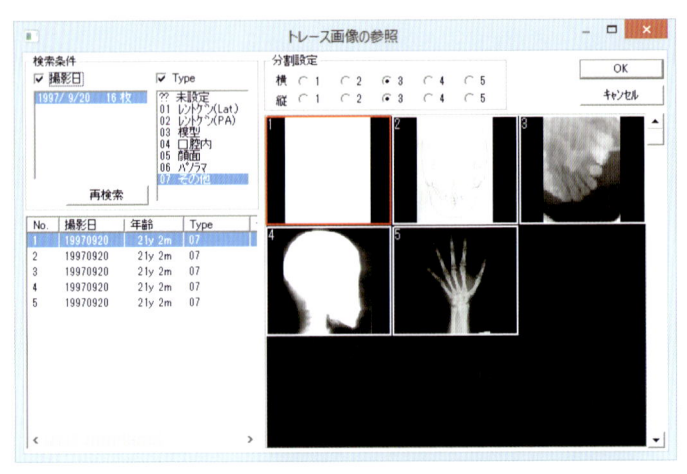

図12 トレース画像選択.

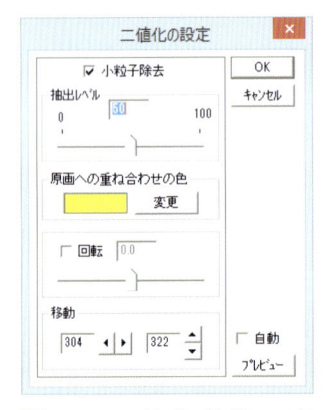

図13 二値化条件の変更.

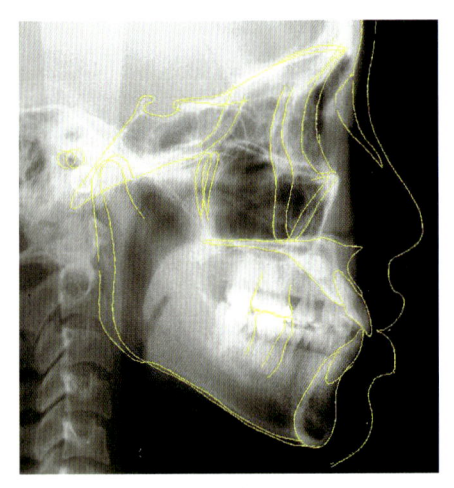

図14 トレースの位置合わせ.

　なお，実際にトレース図を作成してスキャナーに取り込んだ場合は，「重ね合わせ」より「トレース（二値化）重ね合わせ」➡「トレース画像選択」よりトレース画像を選択する（図12）．「トレース（二値化）重ね合わせ」➡「二値化の設定」より256階調（8ビットグレースケール）で取り込んだトレース画像を二値化（2階調）し（図13），ドラッグしてセファロ画像と位置合わせを行うことによりトレース図を作成することができる（図14）．

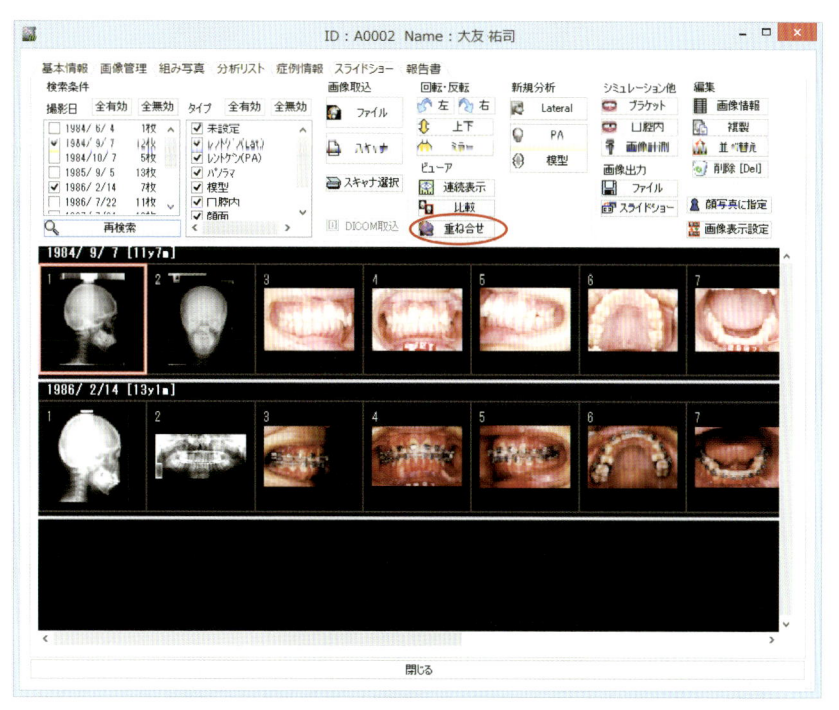

図15 画像管理の画面.

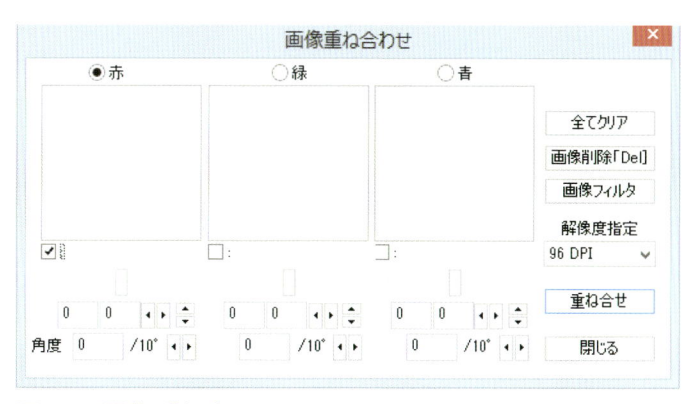

図16 画像重ね合わせ.

■ レントゲン画像を直接重ね合わせる方法

　トレースを作成せずにレントゲンフィルムを色分けして透過させ，直接重ね合わせる方法もある．重ね合わせるセファロの計測点の設定がどちらも終了している必要がある．「画像管理」タブに移動し（図15），ビューアの「重ね合わせ」ボタンをクリックする（図16）．赤（緑または青）のラジオボタンをクリックし，重ね合わせたいセファロをダブルクリックするとウィンドウに表示される（図17）．「重ね合わせ」ボタンを押すと画像の重ね合わせが指定の色で表示される（図18）．「原点

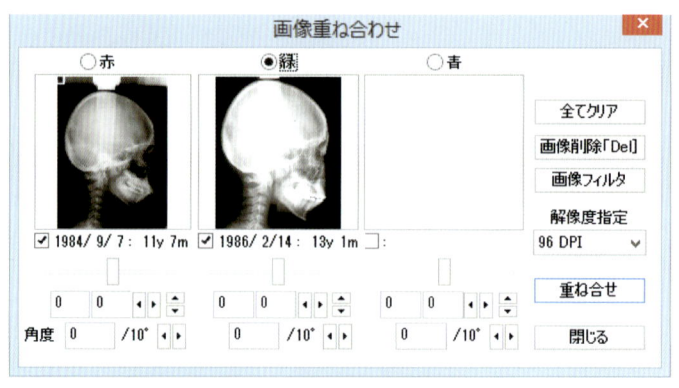

図17 重ね合わせたいセファロを選択する.

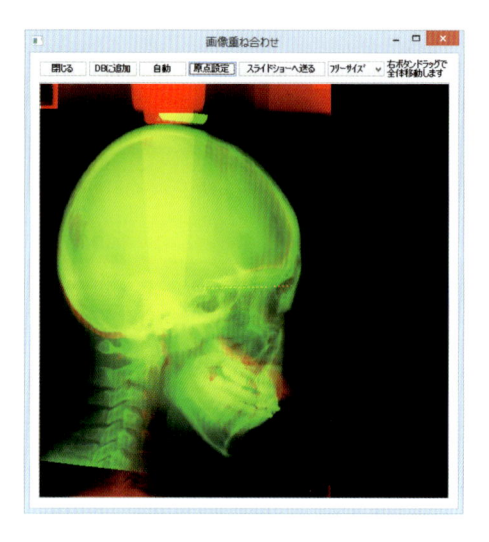

図18 セファロ画像の重ね合わせ結果.

設定」で重ね合わせ位置を設定できる．また，「画像重ね合わせ」で選択した画像の下方にあるスライダーで透過率を変化させ，見やすい画像になるように調整するとよい．いずれにしろ，本法による重ね合わせの評価は顎骨の成長方向などのおおまかな傾向を知る程度である．

② 顔写真の活用

　側貌や正貌の顔写真の活用方法について説明していく．セファロ分析画面から，「重ね合わせ」より「側貌への重ね合わせ」➡「側貌画像選択」をクリックしてセファロとの重ね合わせに使う画像（側貌写真）を選択して（図19），「OK」をクリックする．次に，「重ね合わせ」より「側貌への重ね合わせ」➡「側貌重ね合わせ」を選択すると，側貌写真が表示されるので，□を外耳道上縁（Po相当），○を眼窩下縁（Or相

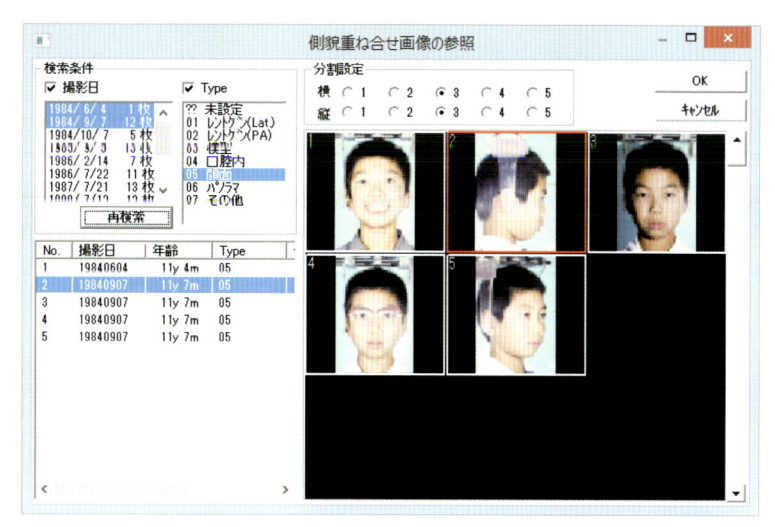

図19 セファロ分析結果との重ね合わせに使用する側貌写真を選択する．

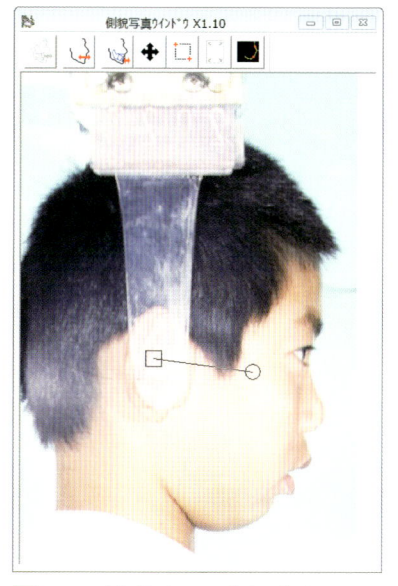

図20 側貌との重ね合わせに用いるウィンドウ．

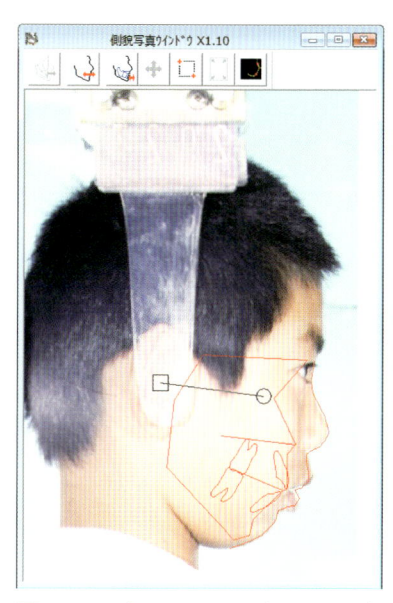

図21 プロフィログラムの表示．

当）部位にマウスでドラッグして移動しておく（図20）．「表示」より「プロフィログラム」➡「プロフィログラム（患者）」により，プロフィログラムを側貌上に表示できる（図21）．重ね合わせ位置はあくまで目安であり，患者への説明用と考えられる．なお，重ね合わせ位置の微調整も可能である（図22）．「表示」より「Ricketts」➡「Ricketts図」では軟組織のラインを利用してもう少し正確な重ね合わせが可能となる

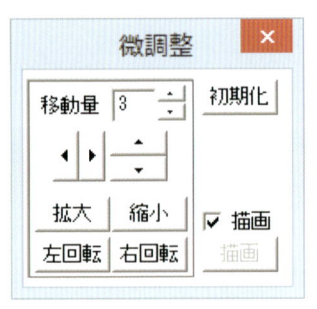

図22　重ね合わせ位置と大きさの微調整ウィンドウ.

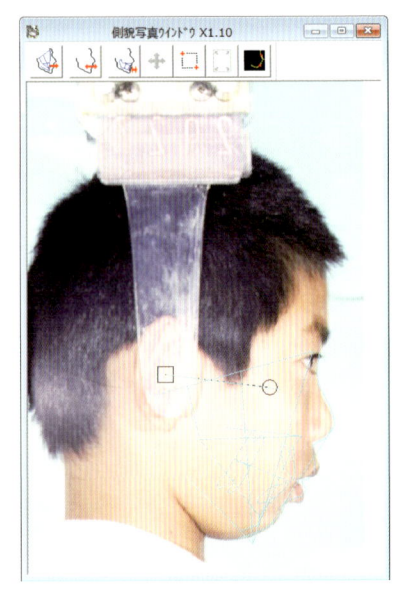

図23　Rickettsの分析結果との重ね合わせ.

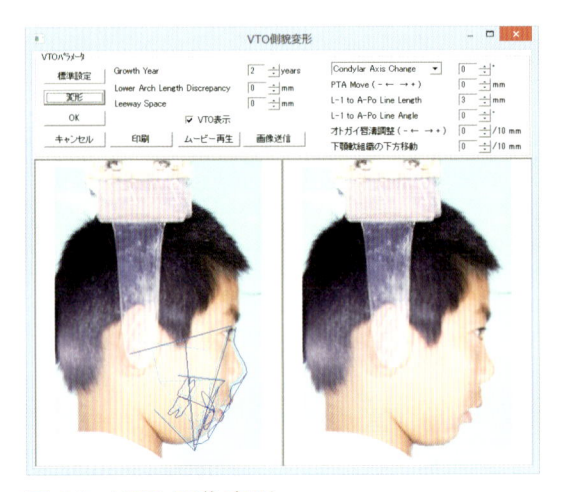

図24　VTO画像変形.

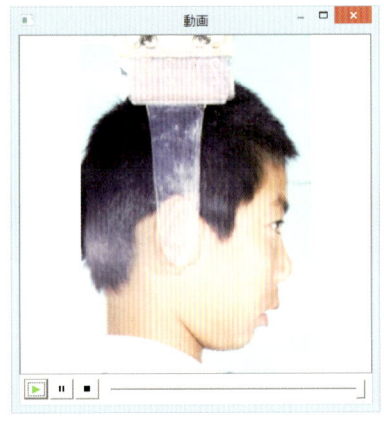

図25　治療変化予測のムービー.

（図23）．

　左上の「VTO画像変形」ボタン をクリックしてVTO画像変形による側貌変化のシミュレーションが行える．パラメータを設定して「変形」で右ウィンドウにシミュレーション結果が表示される（図24）．「ムービー再生」ボタンにより，治療による変形過程をムービー（モーフィングとも呼ばれる）で簡単に見ることができるようになる（図25）．

　成長変化や上・下顎骨，前歯の移動による口唇の変化をシミュレーションすることもできる．あらかじめ「セファロ（Lat.）分析」より「プ

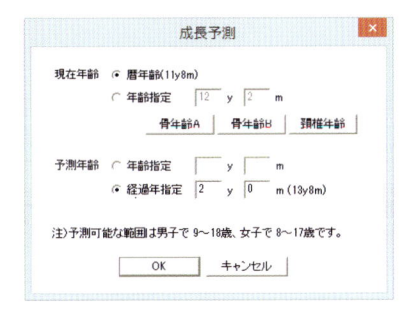

図26　成長予測のパラメータ設定．

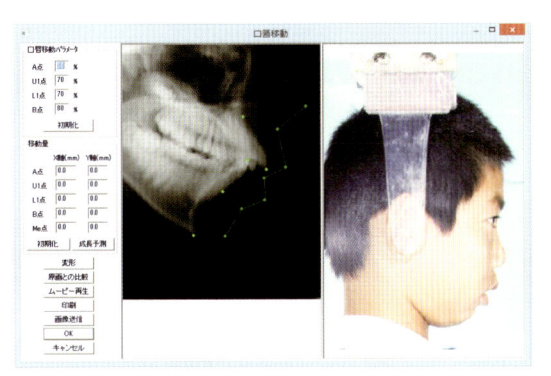

図27　口唇移動シミュレーション．

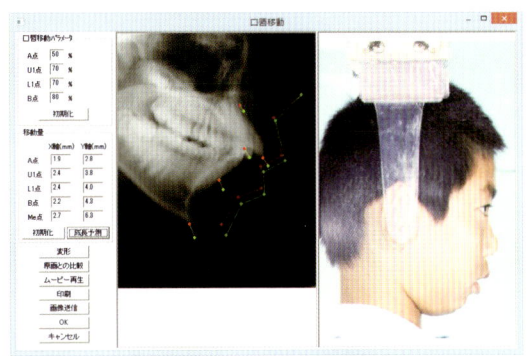

図28　成長予測に伴う側貌変化シミュレーション．

ロフィログラム予測値の設定」または[アイコン]から成長予測のパラメータを設定しておく必要がある（図26）．「口唇移動」ボタン[アイコン]をクリックする（図27）．変更できるパラメータは上顎骨を代表するA点，下顎骨を代表するB点，上・下顎前歯を意味するU1・L1点である．それぞれ骨や歯の移動量に対する軟組織変化量は異なると考えられるので，それぞれ50％（A点），80％（B点），70％（U1・L1点）と設定してあるが，必要に応じて変更できる．すなわち，A点を50％とした場合は，上顎骨の移動量に対して上顎軟組織の変化量はその半分として設定されていることを意味する．「成長予測」ボタンをクリックすると，各ポイントの位置変化が予測され，「変形」ボタンをクリックすることによって側貌の変化シミュレーションができる（図28）．

あるいは，各パラメータをドラッグして移動量を数値で確認しながら移動し，同様に「変形」ボタンにより治療変化によるシミュレーションができる（図29）．A点の前方移動は上顎前方牽引装置（MPA），後方移動はヘッドギア装置，B点の前方移動は機能的顎矯正装置，後方移動はチンキャップなどを想定して行う．「原画との比較」ボタンをクリックして原画と比較して表示することも（図30），ムービーとして表示す

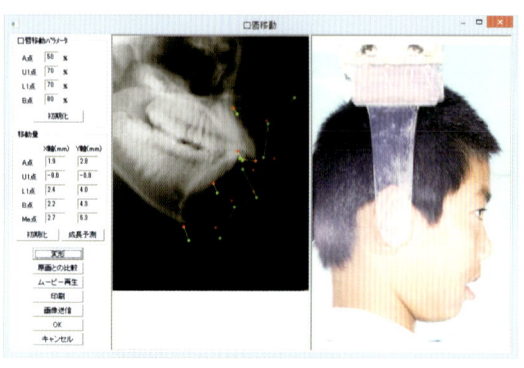

図29 上顎前歯（U1）を8mm後退した場合のシミュレーション.

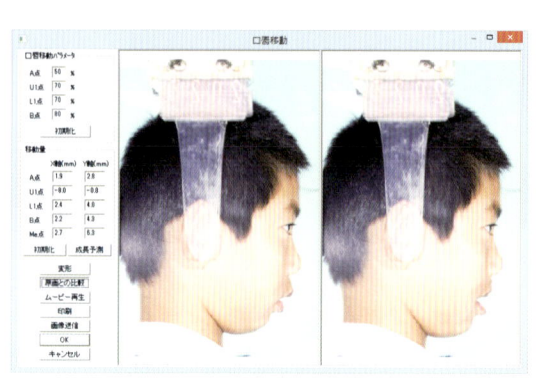

図30 原画との比較.

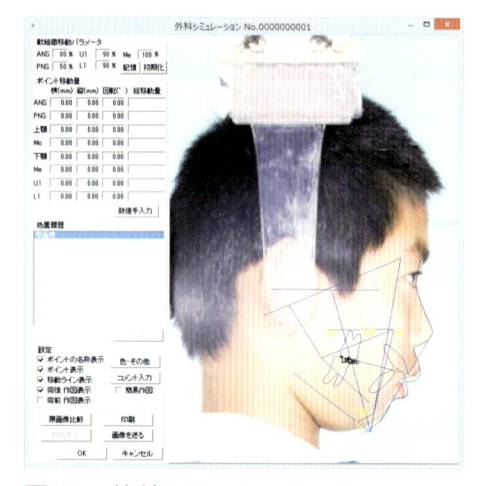

図31 外科シミュレーション.

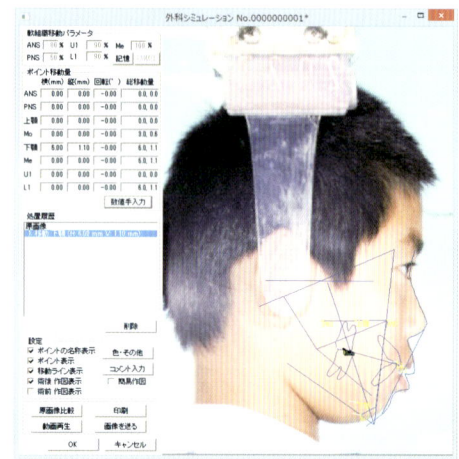

図32 下顎骨全体を前方に6mm移動させた場合のシミュレーション.

ることも可能である．

　また，顎矯正外科手術のシミュレーションも行うことができる．「外科シミュレーション」ボタン をクリックする（図31）．外科による移動量パラメータを「数値手入力」から入力することもできるし，直接計測点をドラッグして移動させることもできる．リアルタイムに側貌のラインも変化するので確認しながら移動できる．移動可能なパラメータはANS，PNS，上顎，UMo，LMo，下顎，Meである．上顎はANS，PNSとUMoを同時に移動させるパラメータで，下顎はMeとLMoを同時に移動させるパラメータである．これらのパラメータとなるポイントを移動すると自動的に顔貌変化のシミュレーションが行われる（図32）．

　これらの治療による顔貌変化のシミュレーションは患者にもたいへん

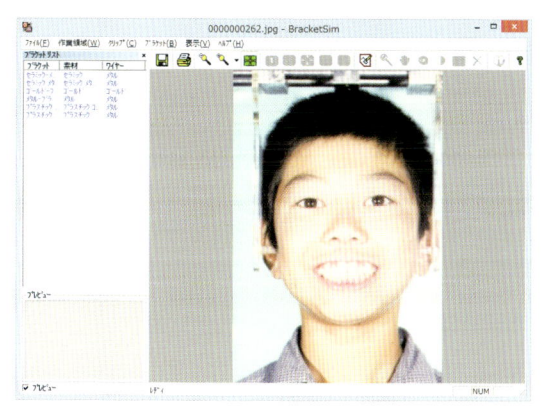

❹ デジタル方式のセファロの重ね合わせから模型分析まで

図33 正面のスマイル写真を選択.

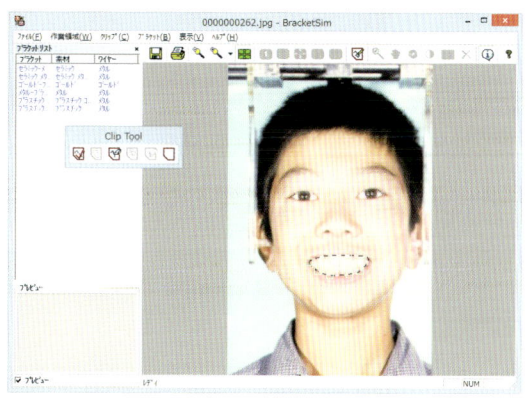

図34 口腔内を領域指定する.

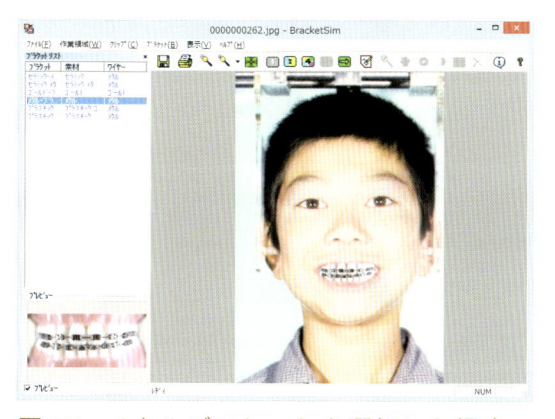

図35 メタルブラケットを選択した場合のシミュレーション.

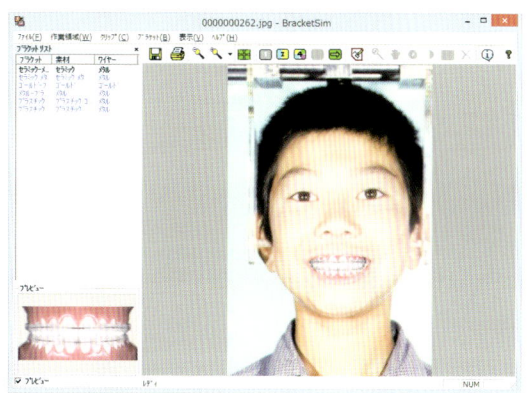

図36 セラミックブラケットを選択した場合のシミュレーション.

わかりやすいが，いうまでもなくあくまでシミュレーションの結果であり，実際の変化とは異なっていることを理解してもらう必要がある．特に，シミュレーション結果を患者に印刷して渡すような場合には十分な注意が必要である．それを怠るとあとでトラブルの原因になりかねない．

　笑った正面の顔写真から，ブラケット装着時のシミュレーションを行うことができる．患者に，金属のブラケットとプラスチックやセラミックの審美ブラケットの差を説明するために利用できる．「画像管理」タブに移動して，歯の見える正面顔写真を選択して，シミュレーション他の「ブラケット」ボタンをクリックする（図33）．「クリップ」より「クリップ領域指定」による上唇の下縁と下唇の上縁を数点クリックして最後に右クリックから「閉曲線」で領域を設定する（図34）．ブラケットの種類を「ブラケットリスト」から選んでダブルクリックすると，そのブラケットを装着したときの見え方がわかる（図35，36）．

99

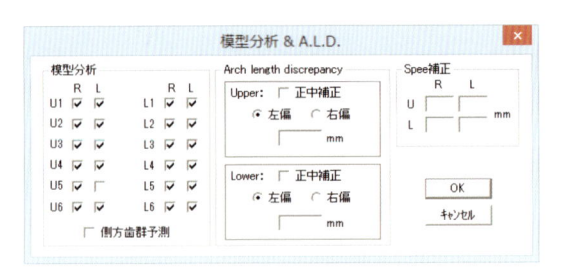

図38　模型分析とALDに関する設定.

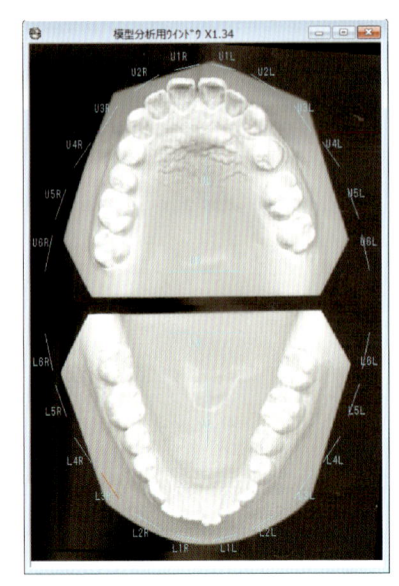

図37　模型分析用ウィンドウ.

③ 歯列模型の活用

　デジタル方式の模型分析について説明する．模型から，あるいは口腔内から直接3次元スキャナーでデジタル化し，3次元データのままセットアップモデルの作成や歯の移動などをシミュレーションすることはすでに実用化されている．3次元データにしてすべてデジタルで処理ができれば，重いうえに保存の場所をとる模型を廃棄することができる．もしどうしても手にとって見える模型が必要であれば，光造形モデルを使って作成することができるし，3Dプリンターなどを利用してユーザー自身で再構築することも可能になると思われる．これらの方法が普及するかどうかは，ソフトの操作性とコストに依存している．

　ここでは，従来の模型分析を手軽にデジタル方式によりアーチレングスディスクレパンシー（ALD）を計測する方法を説明する．前述したように模型をスキャナーで咬合面をデジタル化する(**2章図15**)．セファロと異なる解像度で入力した場合にはキャリブレーションが必要になる．「画像管理」より模型写真を選択して「模型」ボタンをクリックして模型分析用ウィンドウを開く（**図37**）．「模型分析」より「模型分析設定」または をクリックして先天欠如歯や欠損歯の有無，混合歯列の場合に側方歯群の予測を行うか否か，正中補正，Spee彎曲などの情報を入力する（**図38**）．各歯の近遠心径を測定するため，マウスを近

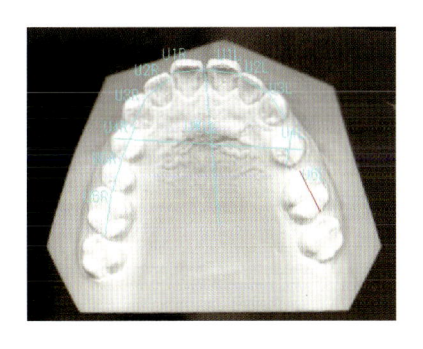

図39　各歯の近遠心および歯列弓長径および副径を指定.

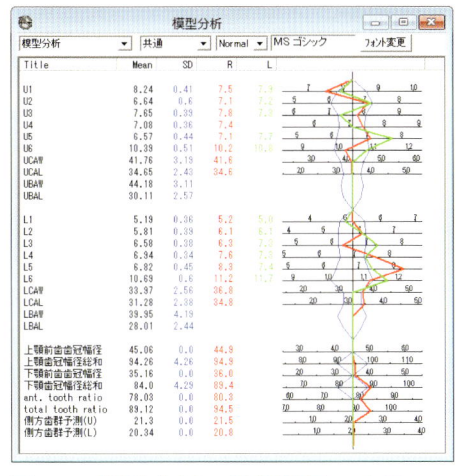

図40　模型分析の計測結果の表示.

図41　ノギスを使用して模型上で直接計測して手入力する場合.

づけて赤くラインが変わったところで近心と遠心の解剖学的接触点を指定し，右クリックして確定する．すべての歯の近遠心径を指定し，歯列長径および幅径についても指定する（図39）．「模型分析」より「模型分析」または ![MODEL] により計測結果が表示される（図40）．大坪[15]の基準値との比較が行える．しかし，この方法は3次元の模型を2次元に投影しているため，Spee彎曲が強い歯列では誤差が大きくなる．そこで，より正確なALDの測定が必要な場合は，ノギスを使用して模型上で直接計測するのが望ましい．その場合は「模型分析」より「手動入力」または ![手動] から計測値を入力する（図41）．次に，第一大臼歯より近心の歯列弓長（available arch length）を測定するため，「データ設定」より「ポイント配置」➡「歯列弓長計測」または ![icon] をクリックする．ポイントを移動し，「データ設定」より「ポイント追加」または ![icon] より随時ポイントを追加して模型上の歯列弓形態に合うように設定する（図42）．「模型分析」より「A.L.D.」または ![icon] をクリックするとALDの値が表示される（図43）．

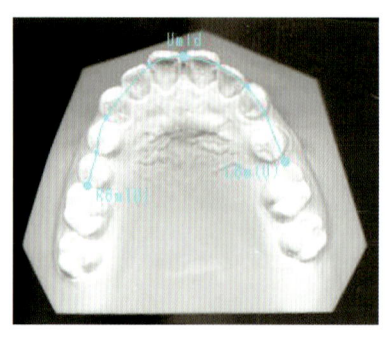

図42　歯列弓長の計測．

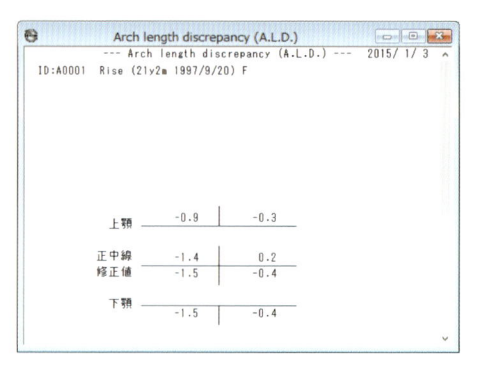

図43　ALDの測定結果表示．

④ 成長分析

　成長期にある患者の場合には，どの成熟段階にあるかという評価が治療時期や治療方法を選択する場合の情報として重要になる．特に，思春期においては成熟タイミングのバリエーションが大きくなり，暦年齢と全身の成熟を意味する生理的年齢が一致しているとは限らない．歯の形成度や萌出度は全身の成熟度を反映していないことが多いので注意が必要である．Ricketts分析などにも成長分析の概念はあるが，平均的な成長を利用しており，思春期の前でもピーク中でも同じ結果となってしまって本来の成長分析とはいえないものである．一番簡単な方法としてはこれまで学校において測定されてきた身長の計測値を使用する方法があるが，おおまかな傾向しか判断できない[16]．

　現在，最も信頼できる方法は左手のレントゲン写真（手部エックス線写真）を撮影し，骨年齢という生理的年齢を算出する方法である．しかし，これには知識とトレーニングが必要であるうえに，かなり煩雑な操作が必要になり誰にでも手軽に行えるものではない[16]．そこで，筆者らが開発したソフトウェアであり，デジタル方式の骨年齢算出を支援するWinCephの姉妹プログラムともいえる"CASMAS"[16,17]を利用すると便利である（図44）．

　そこまでの正確な成長分析は必要ないが，成熟のステージについて評価したい場合，WinCephではオリジナルな「頸（頚）椎年齢」を利用して骨年齢相当の生理的年齢を簡便に算出することが可能である．その最大の利点は側面セファロを利用するため，手部エックス線写真のように新たな資料が必要なく算出できることにある．計測部位は側面セファロに同時に撮影されている第三および第四頸椎の頸体である（図45）[18,19]．

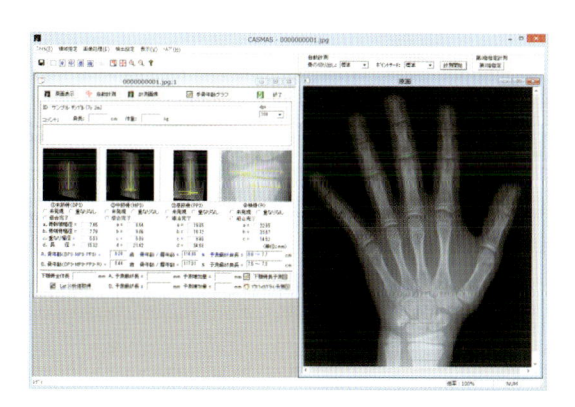

図44 自動骨成熟評価プログラム "CASMAS".

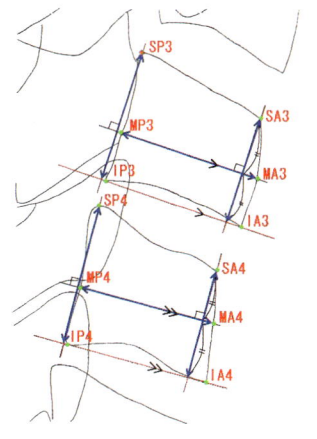

図45 第三および第四頸椎に設定された計測部位.

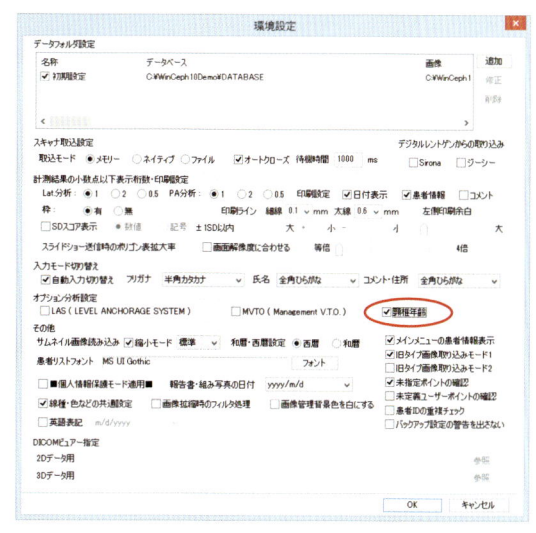

図46 「環境設定」のオプション分析で「頸椎年齢」にチェックを入れる.

　初期画面の「設定」をクリックしてさらに「環境設定」を選び，オプション分析設定の「頸椎年齢」にチェックを入れておくと，頸椎年齢の測定が可能になる（図46）．「画像管理」より側面セファロを選択して「頸椎年齢」ボタンが表示されているので（図47），それをクリックすると頸椎年齢計測画面となる（図48）．第三および第四頸椎部を拡大表示させ，各計測点について「ポイント Help」ウィンドウを参考に指定していく．第三頸椎の上後方点 SP3，上前方点 SA3，下後方点 IP3，下上方点 IA3 を指定した後，補助線を利用して中間部の後方点 MP3 と前方点 MA3 を指定する．第四頸椎についても同様である（図49）．計測点の設定が終わると同時に右上方に頸椎年齢が算出されている（図50）．もし，頸椎年齢と暦年齢が2年以上ずれている場合には

Chapter 4

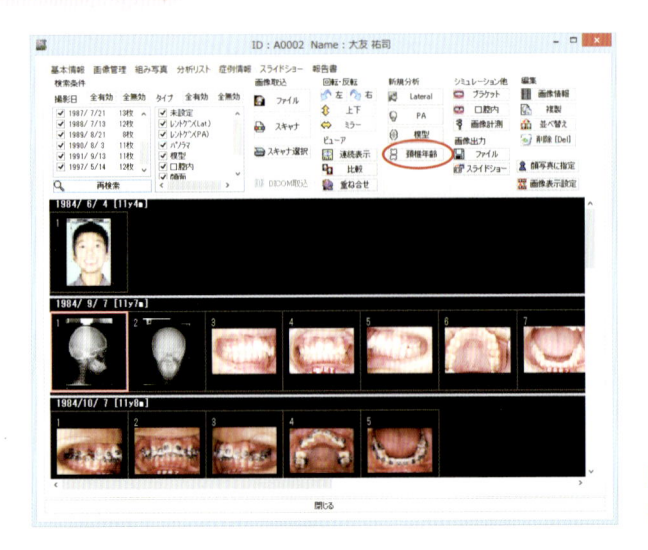

図47 「画像管理」の新規分析に「頸椎年齢」ボタンが現れる.

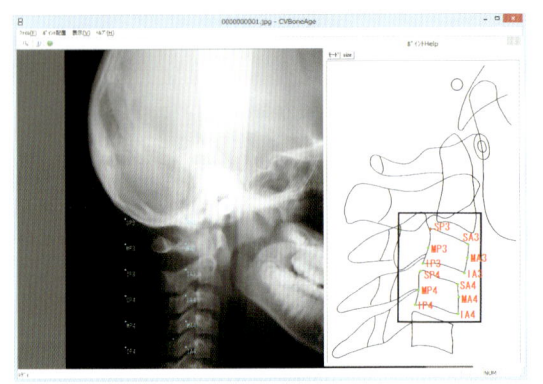

図48 頸椎年齢算出ウィンドウ.

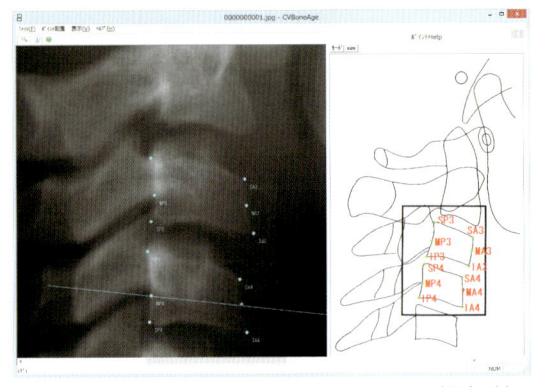

図49 計測点の設定と求められた頸椎年齢.

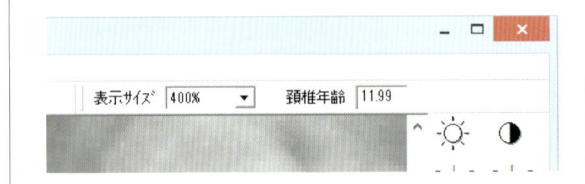

図50 頸椎年齢が11.99歳なので思春期性成長ピーク(男子は平均13.0歳)は1年くらい先であると考えられる.

念のため手部のレントゲンから骨年齢を評価して確認すべきである.なお,日本人の女子の身長における思春期性増加ピーク(PHV:Peak Height Velocity)は平均11.0歳,男子のそれは平均13.0歳なので,頸椎年齢から思春期性増加ピークのどのくらい前なのか,または過ぎているのかを評価できる.もちろん,これは身長の増加タイミングと顎骨,なかでも下顎骨の増加タイミングがおおむね一致しているためである.成長分析に関しては,筆者による成書[16]に詳しく記述している.

❹ デジタル方式のセファロの重ね合わせから模型分析まで

❺ 報告書の作成

　患者を紹介してもらった歯科医院への報告書や，治療終了報告書などの作成方法を説明する．「報告書」タブに移動し（図 51），「新規」ボタンをクリックするとすでに登録されているテンプレートが表示される．ここから適切なテンプレートを選択し（図 52），空欄に文章や写真などを挿入して完成させる（図 53）．「登録画像リスト」から写真をドラッグして張り付けることが可能である．計測結果を挿入することもできる．テンプレートは自分であらかじめ作成して登録しておくとよい．

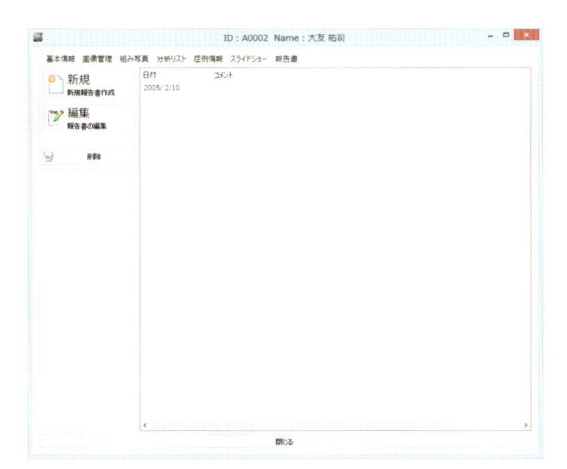

図 51　報告書画面．

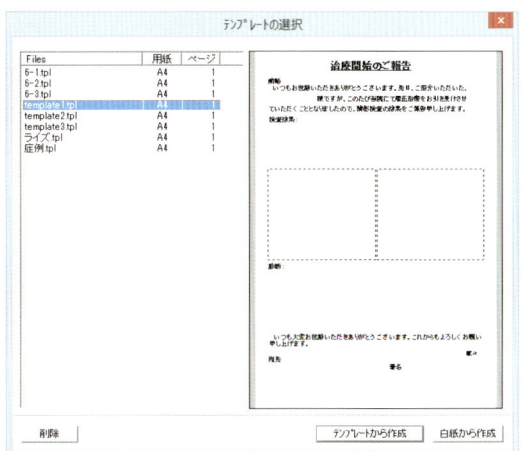

図 52　あらかじめ登録されているテンプレートの選択．

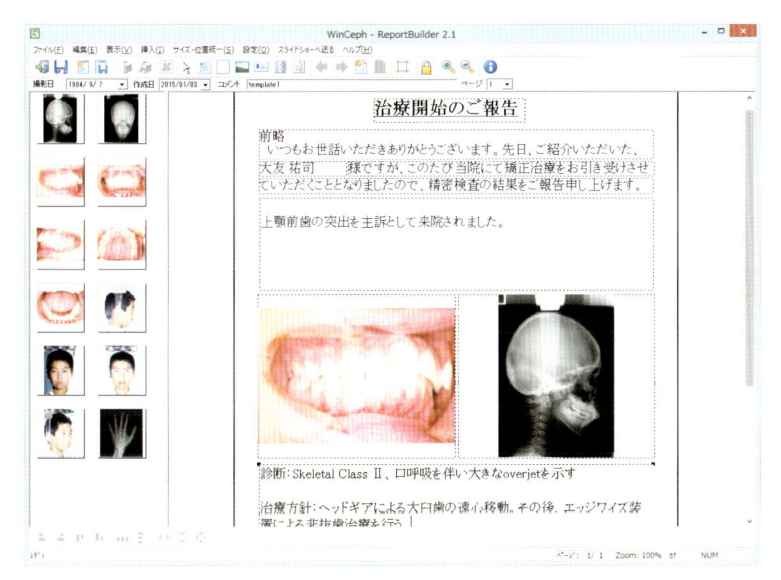

図 53　報告書の作成例．

6 プレゼンテーション

　患者に分析結果を説明する際にも，パソコンを使ってモニター上で説明するとわかりやすい．簡便なプレゼンテーションの方法を説明する．わざわざ PowerPoint（Microsoft）などのプレゼンテーション専用ソフトを使用する必要はない．「画像管理」画面でプレゼンテーションに使用したい写真を選択して画像出力の「スライドショー」ボタンをクリックする（図 54）．「現在の画像をスライドショーへ送ります．よろしいですか？」に「はい」をクリックする．または，セファロ分析画面で「スライドショーへ送る」または ■ をクリックすることによりプロフィログラムや VTO などの分析結果を選ぶことができる（図 55）．完成したプレゼンテーションファイルは保存しておき，「スライドショー」タブからファイルを起動できる．「スライドショー」より「スライドショー実行」で PowerPoint のようにプレゼンテーションができる（図 56）．

図 54　選択した画像をスライドショーに移動する．

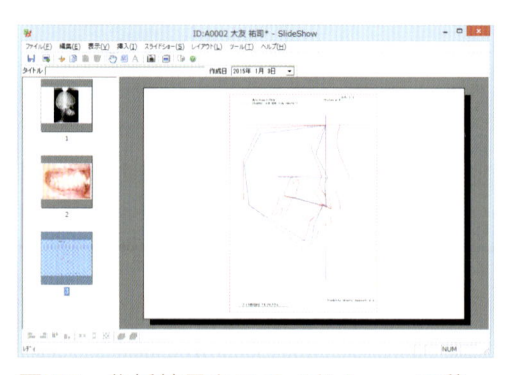

図 55　分析結果をスライドショーに移動する．

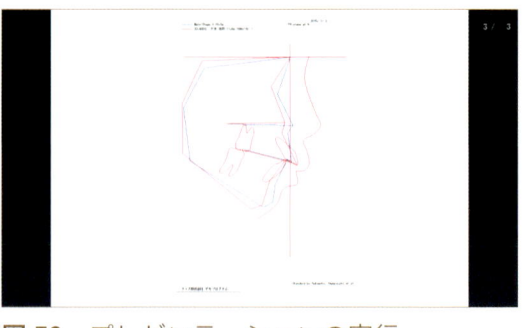

図 56　プレゼンテーションの実行．

7 Excelとの連携

これまで述べてきたように，WinCephはセファロ分析だけではなく，画像の管理，模型分析，成長分析から報告書の作成，プレゼンテーションまで可能な矯正歯科統合ソフトといえる．しかし，他のソフトが必要になることもある．ここでは一例として，ある集団のセファロ計測値からExcel（Microsoft）を使用して平均のプロフィログラムを作成する場合を想定する．さらに対照群との比較を行うものとしよう．

計測点の設定が終了したら，「ファイル」➡「座標値のテキスト保存」を選択し，ファイル名に.xls（または.xlsx）という拡張子をつけて保存する．保存されたファイルをExcelから開いてみれば，各計測点のX・Y座標値がテキストとして保存されていることがわかる（**図57**）．平均を求めたい集団について同様に座標値を求め，Excelの計算機能を使って各座標値の平均値を求めることは容易である．この求められた座標値の平均値からプロフィログラムを作成すればよいことになる．プロフィログラムのポイントをつなぐ順番に入れ替えを行い，X座標値とY座標値を並列する（**図58**）．座標値を領域指定し，グラフウィザードから散布図を選択することによりプロフィ

Microsoft Excel - aobahanako.xls

ファイル(F)　編集(E)　表示(V)　挿入(I)　書式(O)　ツール(

F1

	A	B	C	D
1	Case No.01234 Name:青葉 花子 (13y 0m)F			
2	Point	X	Y	
3	S	0	0	
4	N	61	0	
5	SB	48.2	-95.3	
6	Or	48.4	-27.3	
7	ANS	53.2	-53.1	
8	A	50.6	-57.8	
9	U1	53.3	-80.9	
10	U1R	47.6	-60.8	
11	L1	47.7	-78.7	
12	L1R	33.7	-91.8	
13	B	33.9	-96	
14	Pog	31.6	-106.9	
15	Gn	27.8	-111.2	
16	Me	25.2	-111.8	
17	Go(L)	-12.9	-73.1	
18	Go	-21.8	-62.6	
19	Go(P)	-22	-52.3	
20	Ar	-20.5	-27.2	
21	Cd	-18	-15.5	
22	Po	-28.1	-11.6	
23	Ptm	11	-32.2	
24	PNS	9.1	-43	
25	UMo(D)	16.8	-61.6	
26	UMo	20.9	-66.3	
27	LMo	19.4	-65.3	
28	LMo(D)	13.8	-66.4	
29	N(s)	64.2	-1.4	
30	TN	74.2	-49.7	
31	SN	60.7	-58.1	
32	TUL	64.1	-73.7	
33	Sto	56.9	-80.4	

aobahanako

コマンド

図57　保存した座標値のテキストデータをExcelから開く．

	A	B	C
1		X座標値	Y座標値
2	S	0	0
3	N	60.9	10.5
4	Or	51.1	-16.6
5	ANS	63.5	-38.2
6	A	59.4	-43.1
7	U1	63.5	-63.8
8	U1R	53.0	-43.6
9	U1	63.5	-63.8
10	U1;L1	62.3	-63.0
11	UMo	29.3	-54.5
12	U1;L1	62.3	-63.0
13	L1	61.2	-62.2
14	L1R	48.3	-79.0
15	L1	61.2	-62.2
16	B	52.8	-80.1
17	Pog	50.2	-91.4
18	Me	42.8	-95.2
19	Gu	-8.6	-61.5
20	Ar	-14.2	-26.0
21	S	0	0
22			

図58　プロフィログラムの点をつなぐ順に座標値の並べ替え．

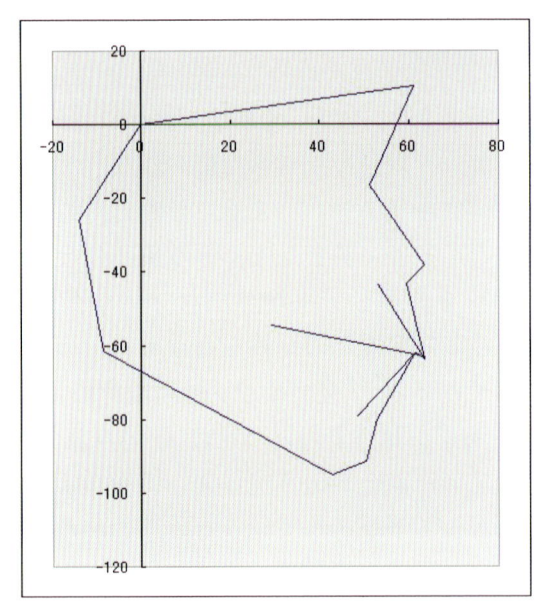

図59　グラフの散布図の機能を利用して作成されたプロフィログラム．

図60　比較のためのX・Y座標値の配置の方法．

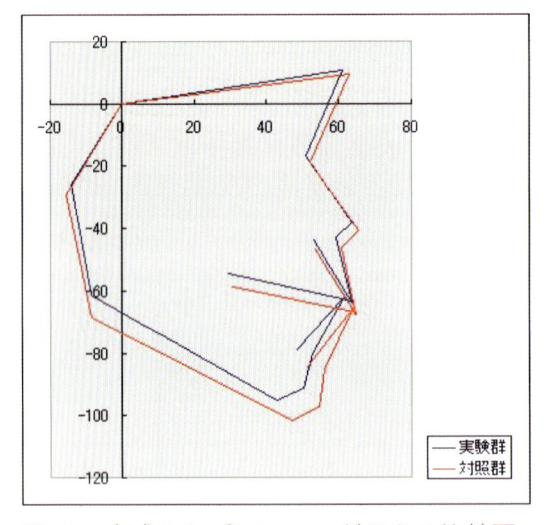

図61　完成したプロフィログラムの比較図．

ログラムが描かれる（図59）．比較対象がある場合は，X座標値を同じ列に配置し，Y座標値を1列ずらして配置する（図60）．同様にして散布図を作成すればプロフィログラムの比較ができる（図61）．見やすい図に加工し，PowerPointに貼り付ければプレゼンテーションにも使用できる．

5 WinCeph11 機能限定版を使って
セファロ分析を実際に行ってみよう

　本書で提供している WinCeph11 機能限定版とサンプルのセファロ写真を使ってセファロ分析を実際に行ってみよう．

① インストールと WinCeph11 機能限定版の起動

　124 ページに記載されているアドレスから WinCeph11 機能限定版をダウンロードし，31 〜 32 ページの手順でインストールする．デスクトップ上にできた Win-Ceph11 Demo アイコン（図1）をダブルクリックして WinCeph を起動する．

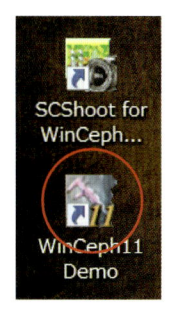

図 1　WinCeph11 Demo アイコンをダブルクリックして起動する．

② 設定の確認

　起動画面の左下の「設定」ボタン（図2）をクリックし，設定の画面から Lat 分析の「計測項目設定」ボタン（図3）をクリックする．特に，希望する特定の分析方法がなければ，まずは線分析と角度分析を行うとよい．左の分析ファイルリストから，線分析と角度分析を残し，それ以

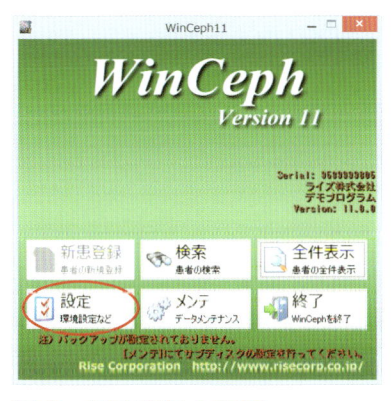

図 2　起動直後の画面．

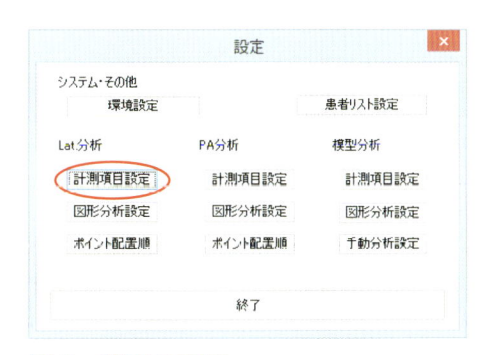

図 3　設定の画面．

109

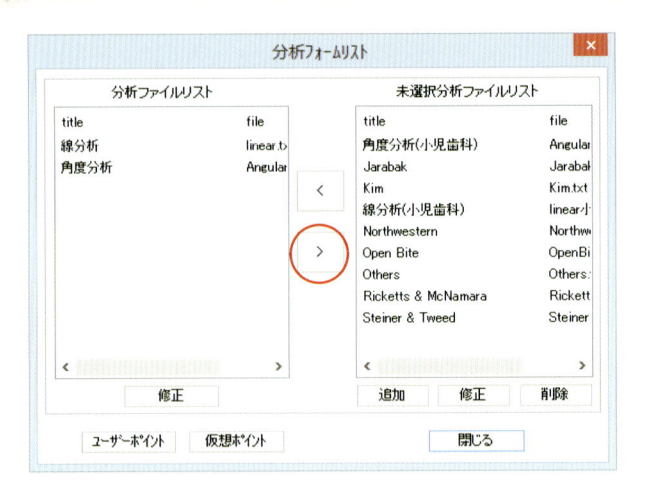

図4 分析ファイルリストに線分析と角度分析を残して未選択分析ファイルに移動．

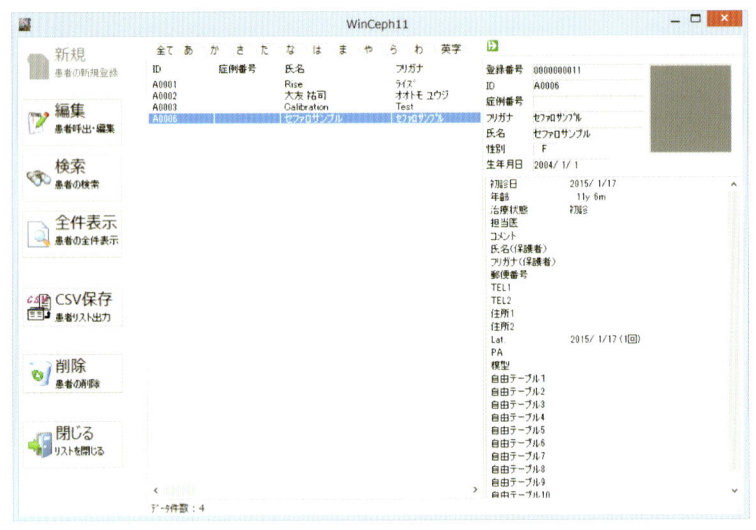

図5 全件表示し，ID A0006 を選択したところ．

外の分析法を選択して右に移動させるボタンをクリックして未選択ファイルリストに移動する（図4）．そして右下の「閉じる」，「設定」画面で「終了」をクリックする．

③ 患者とセファロの選択

起動直後の画面（図2）に戻り，右上の「全件表示」ボタンをクリックし，ここでは ID A0006 セファロサンプルを選択し（図5），ダブルクリックする．ID A0006 の本情報の画面が開く（図6）．「画像管理」タブをクリックして画像管理画面に移動する（図7）．セファロ画像を選択して（赤枠に変化する），「新規分析」の「Lateral」をクリックして分析するセファロ画像を開く（図8）．

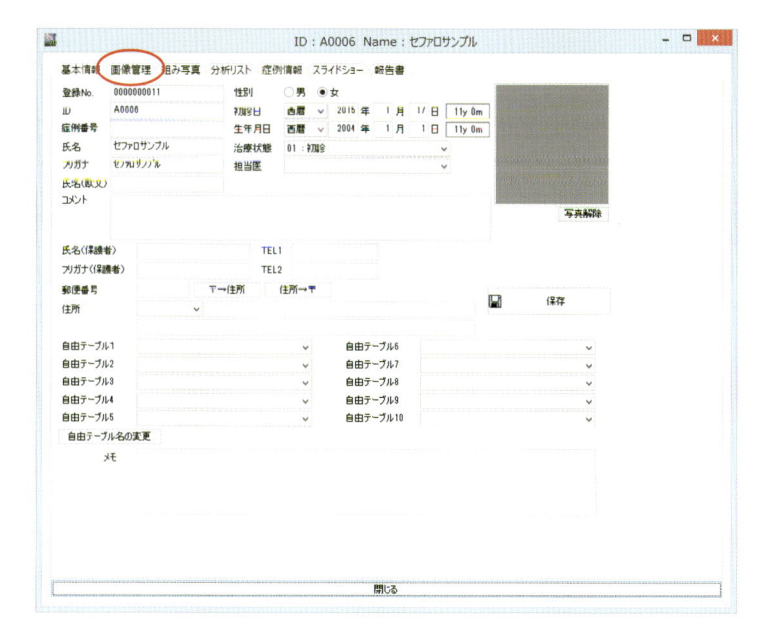

❺ WinCeph11 機能限定版を使ってセファロ分析を実際に行ってみよう

図6 ID0006 を選択し，ダブルクリックで開く．

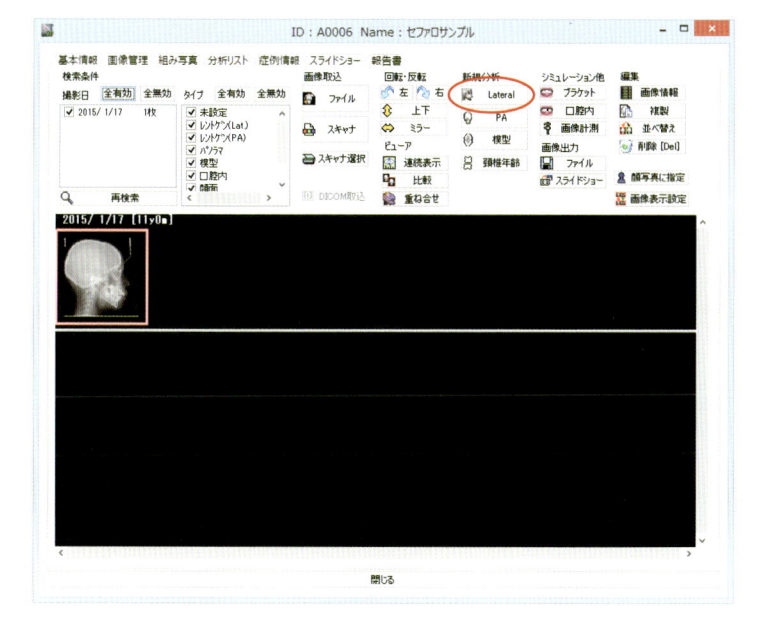

図7 画像管理の画面．

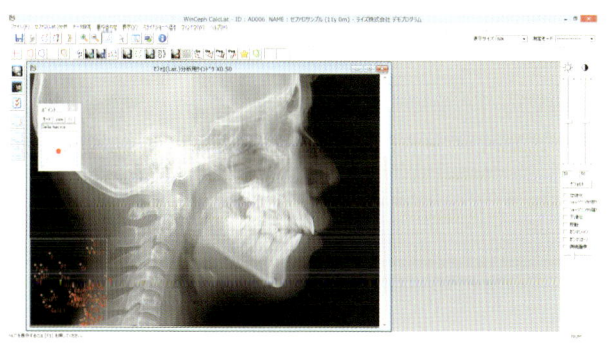

図8 新規分析の初期画面（右上の表示サイズで表示エリアを変更できる）．

111

Chapter 5

❹ キャリブレーション

　線分析や図形分析などの距離計測を行うにあたり，画面上での長さを実測長に補正する必要がある．その作業がキャリブレーションである．この作業は画像の取り込み条件が変わらなければ最初の1回だけでよい．セファロ画像右上のスケール全体を，「表示サイズ」を変えて画面上にできるだけ大きくなるようにする（図9）．そして「設定」から「キャリブレーション設定」を選択する（図10）．そこで「手動設定」を選択するとマウスポインタが十字に変わるので，スケールの両端でそれぞれクリックする．この場合はスケールが45mmなので，計算しやすいように40mmを選択している（図11）．「キャリブレーション入力」ウィンドウが開くので（図12），そこにスケールの距離を入力するが，これはデジタルレントゲンでスケールの位置は患者の顔面中央にあるので，計測値が1.1倍になるように1.1倍の値を入力（この場合は40mmに

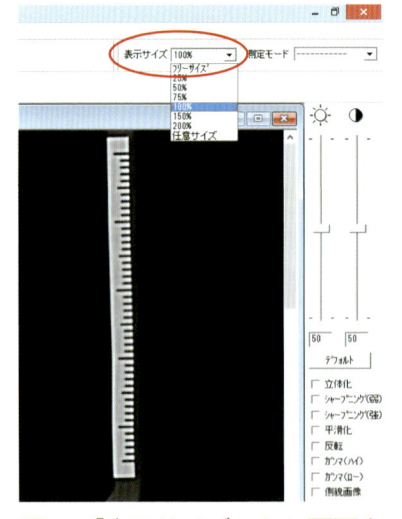

図9 「表示サイズ」から画面上のスケール全体をできるだけ大きく表示させる．

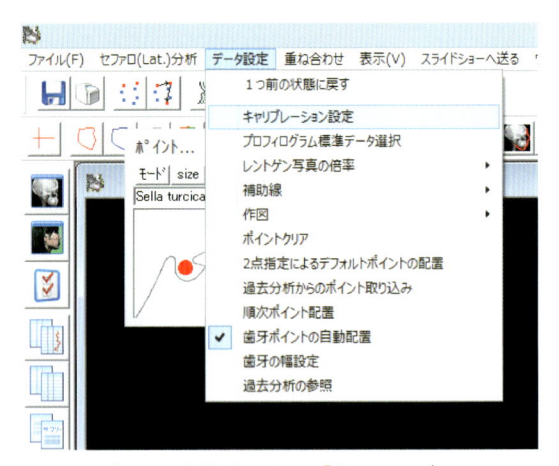

図10 「データ設定」から「キャリブレーション設定」を選択する．

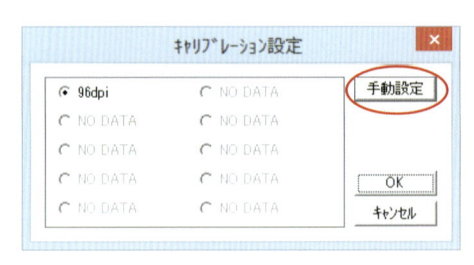

図11 手動設定を選択．

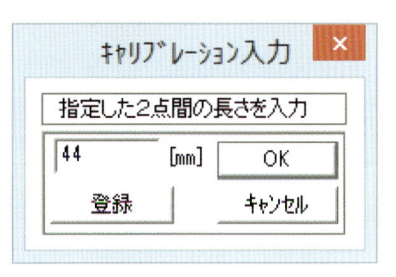

図13 選択したスケールの1.1倍の値を入力する.

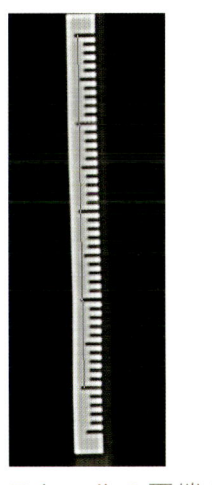

図12 スケールの両端をそれぞれクリックする.

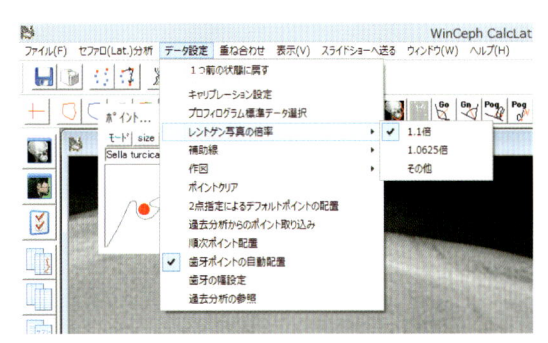

図14 「レントゲン写真の倍率」を1.1倍と設定しておく.

対して44mm）するとよい（**図13**）．なお,「データ設定」➡「レントゲン写真の倍率」から「1.1倍」にチェックが入っていることを確認しておく（**図14**）．

⑤ 計測点（ランドマーク）の設定

「セファロ（Lat.）分析」➡「作図法の選択」または ☑ をクリックして「作図法の選択」ウィンドウを開き,「プロフィログラム」だけにチェックが入っていることを確認する（**図15**）．「表示サイズ」から, 画像の大きさを適切に変更する．レントゲンの幅径がちょうど画面の幅径と一致して縦方向のみのスクロールだけで全体を表示できる程度がいい（**図16**）．「データ設定」➡「2点指定によるデフォルトポイントの配置」または をクリックして, 計測点を設定するための基点としてS点とN点を指定する（**図17**）．なお, 基点となる計測点は変更可能である．「OK」ボタンをクリックするとマウスポインタがまず「S」に変わり, S点をクリックして設定すると「N」に変わるので, そのままN点をクリックして設定する．するとそれ以外の計測点が平均的

113

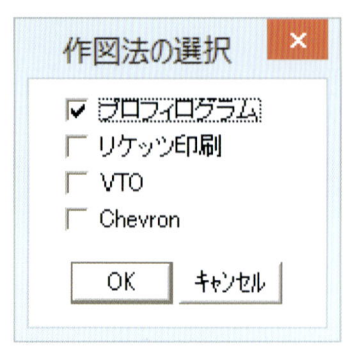

図15　作図法の選択.

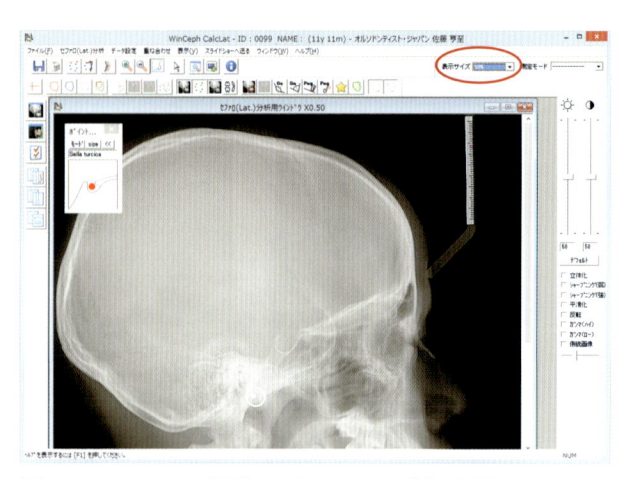

図16　セファロ画像の表示サイズを変更.

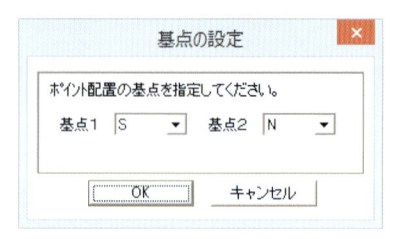

図17　計測点の基点として2点を指定する.

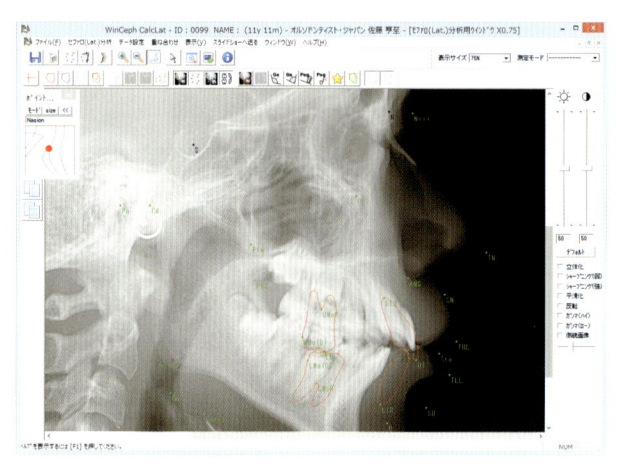

図18　基点となるS点とN点を設定する.

　　な位置に配置される（図18）．それらの計測点はドラッグ・アンド・ドロップで正しい位置に計測点を修正する必要がある．計測点のアシスタントとして，「表示」→「ポイント説明ウィンドウ」または　　でON/OFFが可能である（図19）．

　　軟組織が暗くて見づらい場合は，右の明度をスライダーで変更して明るくしたうえで(図20)設定するとよい(図21)．設定終了後はスライダーの下にある「デフォルト」をクリックして元の明度に戻しておく．

　　中切歯と第一大臼歯は，「表示」→「歯の表示」または　　で歯の形の表示をON/OFFできるので，ONにしておく．中切歯はまず切縁のU1およびL1を設定し，その後にそれぞれ根尖のU1RおよびL1Rの位置を修正する（図22）．これらは歯軸傾斜の計測に使用される．大臼

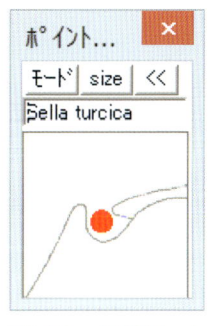

❺ WinCeph11 機能限定版を使ってセファロ分析を実際に行ってみよう

図19　計測点の設定アシスタント.

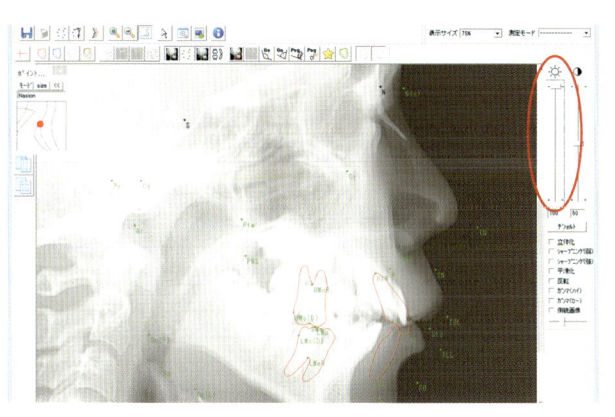

図20　右のスライダーで明度を上げて，軟組織を見やすくする.

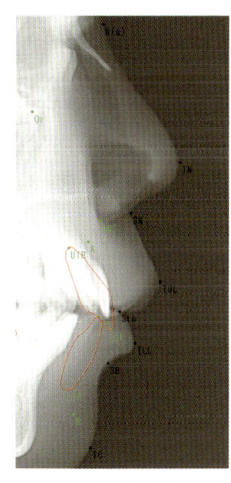

図21　軟組織の計測点を設定.

図22　歯の計測点.

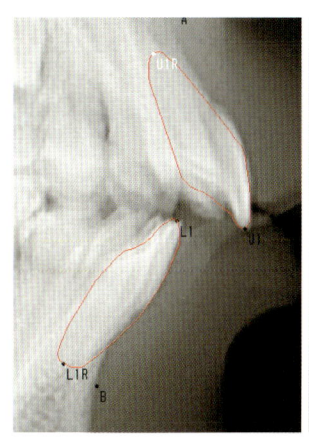

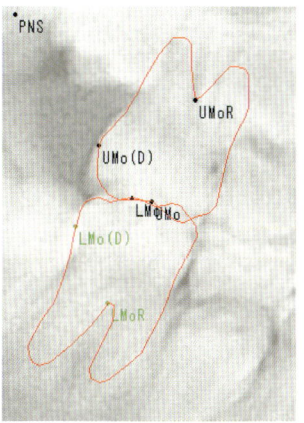

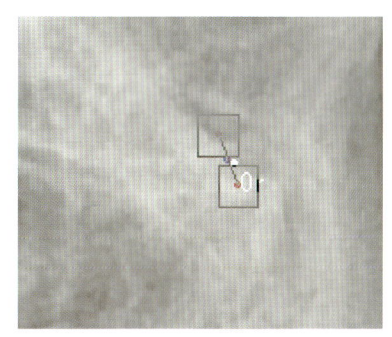

図23　左右する計測点では中点を設定する.

　歯はまず咬合面の UMo および LMo を設定した後に，近遠心径を設定するために歯冠遠心部に UMo（D）および LMo（D）の位置を修正し，歯根の長さと傾斜を設定するため UMoR および LMoR の位置を修正する（図22）．なお，大臼歯の UMoR，LMo（D），LMoR については歯の形態を描くためであり，計測には影響しない．UMo（D），LMo（L）は，歯の形態に合わせて自動で再配置される．この2点を任意の場所に移動するためには，「データ移動」➡「歯牙ポイントの自動配置」を無効にしておく必要がある．
　また，左右ある計測点の場合は，そのポイントを選択したまま右クリックすると2点表示されるので，左右それぞれの計測点に設定し，もう一度右クリックすると自動的に中点が設定される（図23）．

115

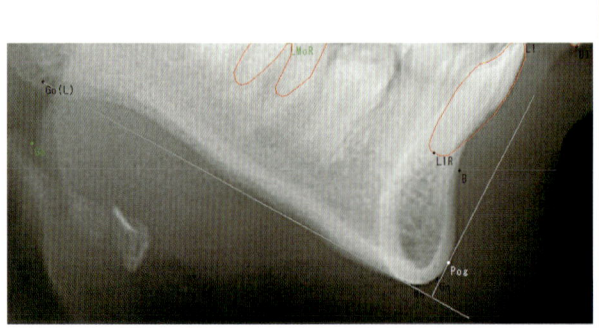

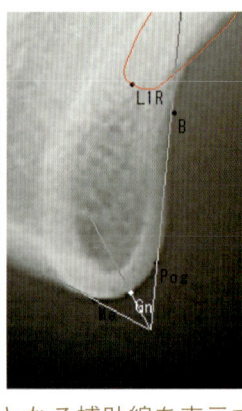

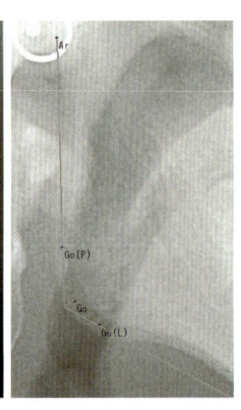

図24 Pog点，Gn点，Go点を設定する際に必要となる補助線を表示することができる．

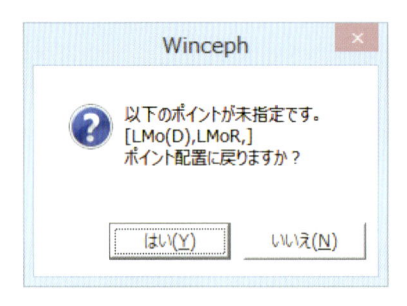

図25 プロフィログラム（患者）を表示しようとした場合，移動していないポイントがあると修正し忘れを確認される．

　下顎骨にある計測点であるGo点，Gn点，Pog点は補助線が必要であり，「表示」➡「設定ライン」または ▨▨▨▨ で自動的に補助線を表示することができる（図24）．なお，Pog点は下顎下縁平面を基準とした方法と，N点からの接線（顔面平面）から決める方法がある（50～51ページ参照）．

　すべての計測点の修正が終わったことを確認する．修正のために移動した計測点とその名称は色が変化しているので，修正し忘れを防ぐことができる．「表示」➡「プロフィログラム」➡「プロフィログラム（患者）」または ▨ をクリックすると，移動していないポイントが表示されるので「はい」で再び戻って修正をする（図25）．なお，大臼歯のUMoR，LMo（D），LMoRについては計測値に影響しないので，無理に修正する必要はなく，そのまま「いいえ」をクリックして構わない．

6 図形（プロフィログラム）分析

　「表示」➡「プロフィログラム」➡「プロフィログラム（患者）」または ▨ をクリックしてセファロ画像上に表示されるのが顔面図形（プロ

❺ WinCeph11 機能限定版を使ってセファロ分析を実際に行ってみよう

図 26　顔面図形（プロフィログラム）.

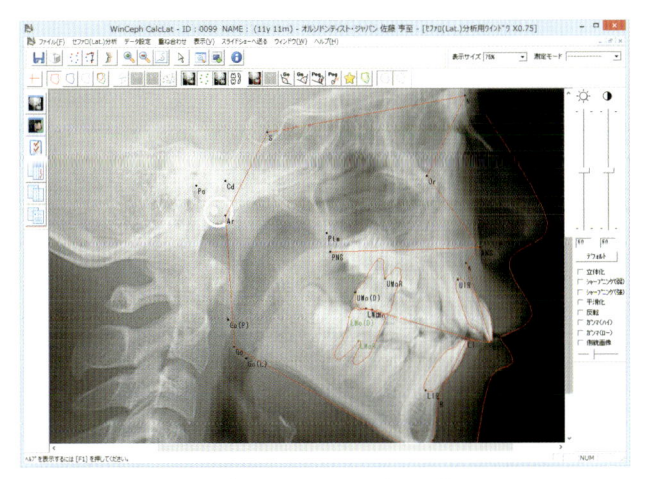

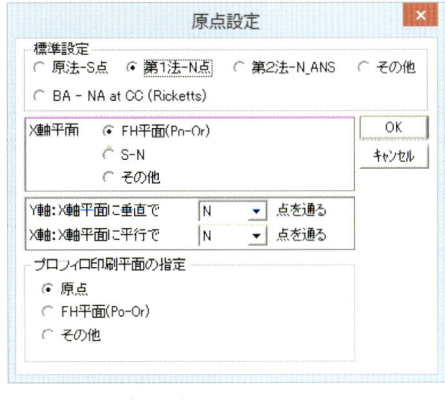

図 27　原点設定.

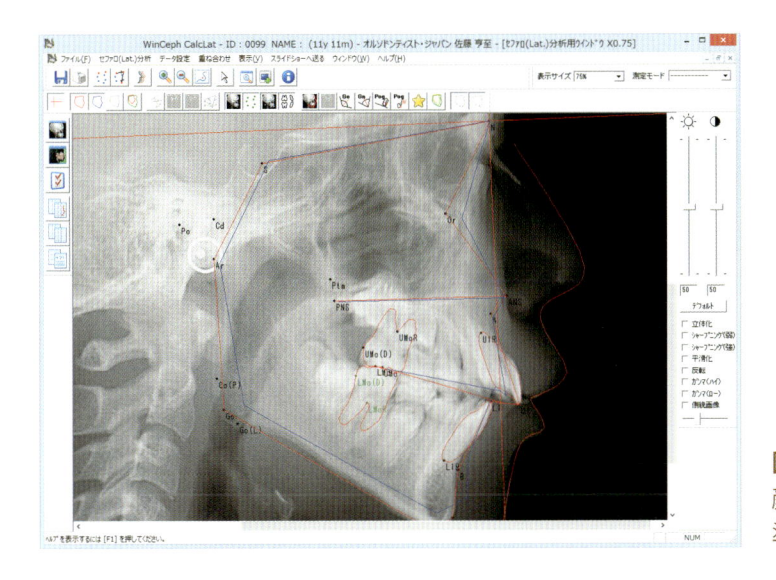

図 28　患者（赤）と標準（青）顔面図形の N 点と FH 平面基準による重ね合わせ.

フィログラム）である（図 26）．「セファロ（Lat.）分析」➡「原点設定」より，標準図形との重ね合わせ位置を指定することができる．特にこだわりがなければ，第 1 法 –N 点，X 軸平面を FH 平面（Po–Or）を指定するとよい（図 27）．

同様に，「表示」➡「プロフィログラム」➡「プロフィログラム（標準）」および「表示」➡「X-Y 軸」または ◯ および ＋ をクリックして，性別年齢群別標準図形と重ね合わせ基準である X-Y 軸を同時に表示させる（図 28）．この図形分析結果から，上顎骨の位置はおおむね標準的であるのに対して，下顎骨はやや後退しており，程度は軽度であるものの Skeletal Class II（骨格型上顎前突症）傾向が認められている．

117

Chapter 5

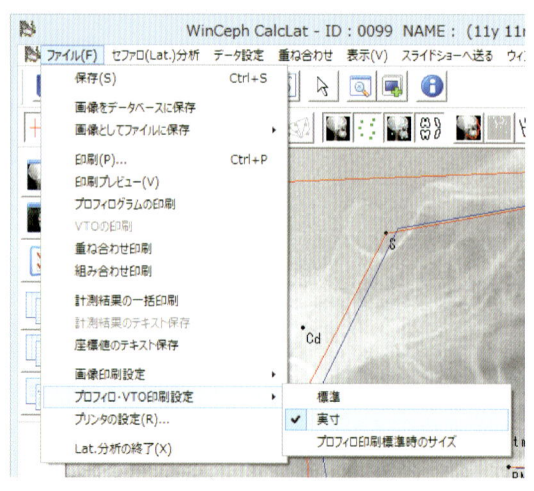

図29　図形分析の印刷設定.

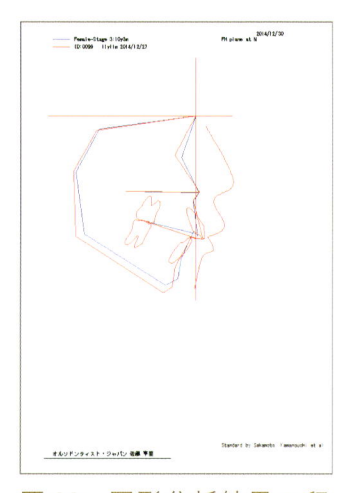

図30　図形分析結果の印刷結果.

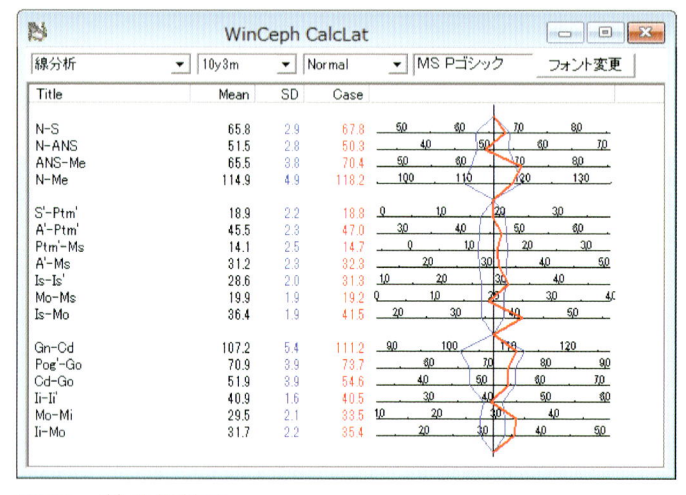

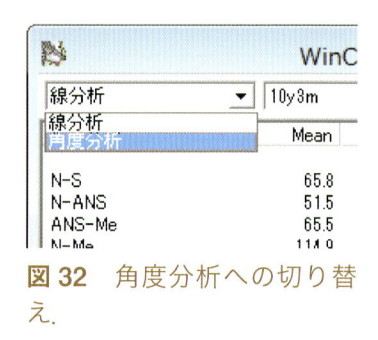

図31　線分析結果.

図32　角度分析への切り替え.

　分析結果を印刷しておく場合は，以下のように行う．「ファイル」➡「プロフィロ・VTO印刷設定」➡「実寸」とし（図29），「ファイル」➡「プロフィログラムの印刷」で印刷結果を確認のうえ「印刷」ボタンで印刷する（図30）．

7　線分析と角度分析

　をクリックすると線分析結果が表示される（図31）．同性同年齢群の標準値が黒字，標準偏差値（1SD）が青字，本症例の計測値が赤字で表示されている．左上で（図32）「線分析」から「角度分析」への切

118

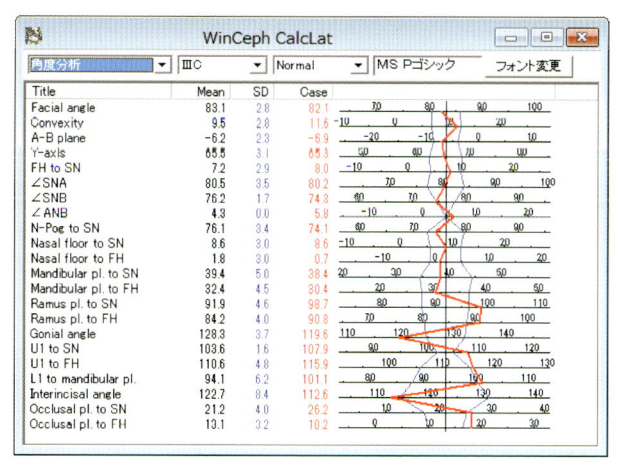

❺ WinCeph11 機能限定版を使ってセファロ分析を実際に行ってみよう

図33 角度分析結果.

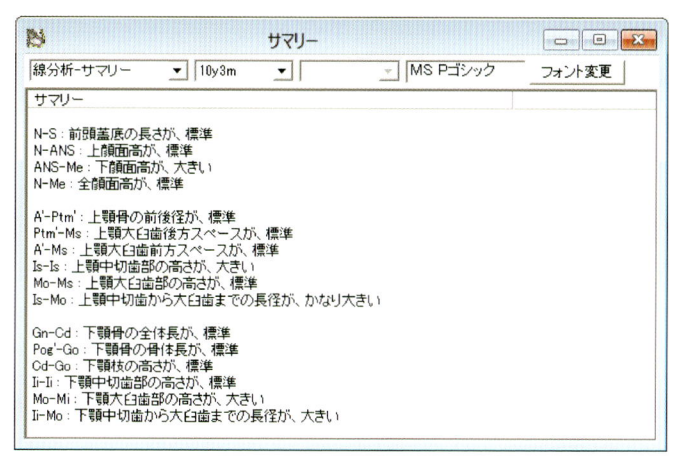

図34 線分析結果の日本語表示.

り替えができる（図33）．

 をクリックすると，線分析結果が日本語で表示される（図34）．同様に左上を「角度分析 – サマリー」と変えて角度分析結果の日本語表示に切り替えられる（図35）．さらに，「総合 – サマリー」に変えると3行程度でセファロ分析のまとめが表示される（図36）．

なお，上顎骨の位置は∠SNA，下顎骨の位置は∠SNB，骨格型ClassⅠ，Ⅱ，Ⅲの診断は∠ANBから判断している．また，short face（brachy face），average face（mesio face），long face（dolico face）はN–ANSとANS–Meの比率から診断されている．上顎前歯の歯軸はU1 to SN，下顎前歯の歯軸はL1 to mandibular pl. の値から唇側傾斜，標準傾斜，舌側傾斜を判断している．

119

Chapter 5

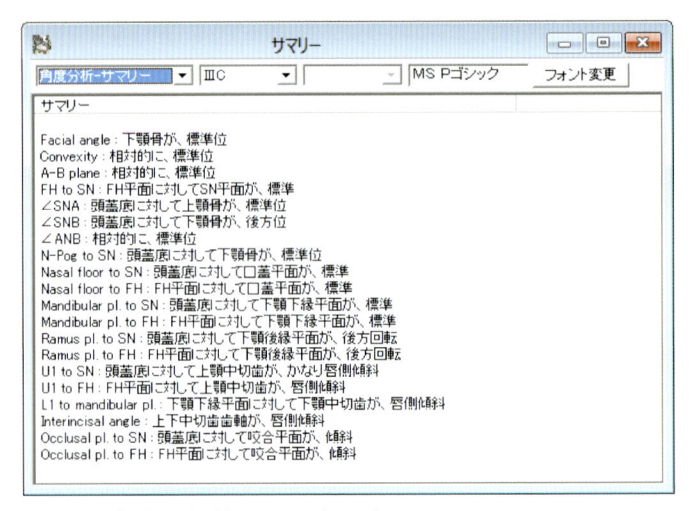

図35　角度分析結果の日本語表示．

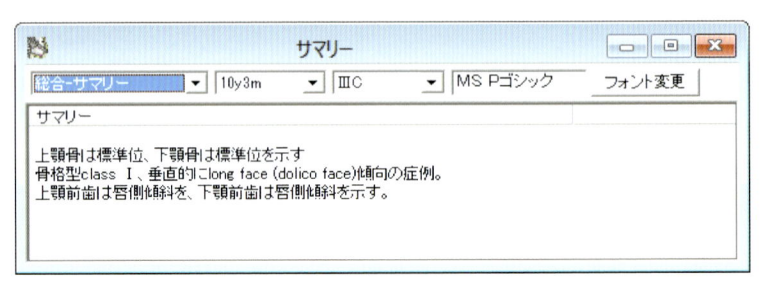

図36　分析結果のサマリー．

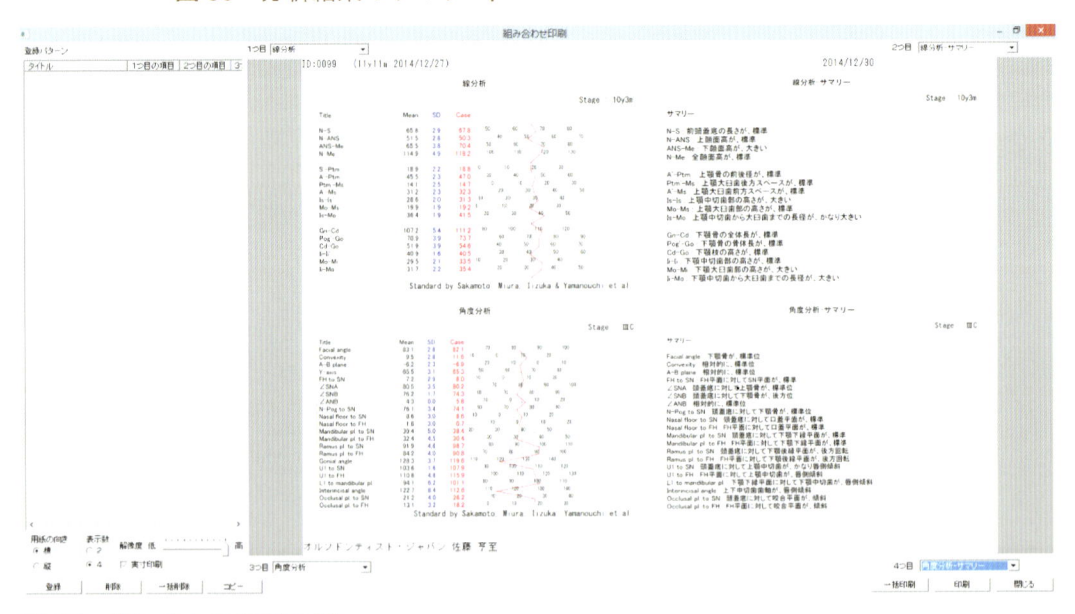

図37　重ね合わせ印刷の例．

　なお，前後的な分類である骨格型 Class Ⅰ，Ⅱ，Ⅲの診断は臨床的にとても重要であるが，実際には∠ANB の値だけで決定すべきものでは

120

ない．他にも図形分析結果や，Wits appraisal（A・B to occlusal pl.）（79 ページ参照）など骨格の前後的評価にかかわるいくつかの計測値より総合評価で診断する．したがって，このサマリーはあくまでも参考程度にとどめておく．また，同様に垂直的な診断である short face（brachy face, low angle），average face（mesio face, average angle），long face（dolico face, high angle）についても同様に，N–ANS と ANS–Me の比率だけから評価するものではなく，図形分析結果や mandibular pl. to SN など複数の計測値からの総合診断で評価する．

　線分析や角度分析結果を印刷する場合は，「ファイル」➡「組み合わせ印刷」を選び，左下の表示数の 4 を選択し，それぞれの項目覧を線分析，線分析 – サマリー，角度分析，角度分析 – サマリーを選択して印刷すると 1 枚にすべて収まる（図 37）．

8 データの保存

　計測が終了した後は右上の×をクリック，または「終了」を選ぶと「閉じる前に更新しますか？」とメッセージが表示されるので，必ず「はい」を選択する（図 38）．そうすれば，「分析リスト」タブに移り，「Lat.」タブに分析結果が保存されたデータが残っているので，このデータを選んで「開く」，またはデータをダブルクリックすることによりいつでも呼び出すことができる（図 39）．

　ぜひ最初からご自身で分析を行い，すでに保存されている計測結果とほぼ一致していたか，もしくは異なっていた場合はどの計測点に差違があったのかを確認されることをお勧めしたい．

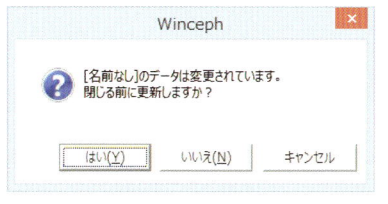

図 38　閉じる前の確認ウィンドウ．

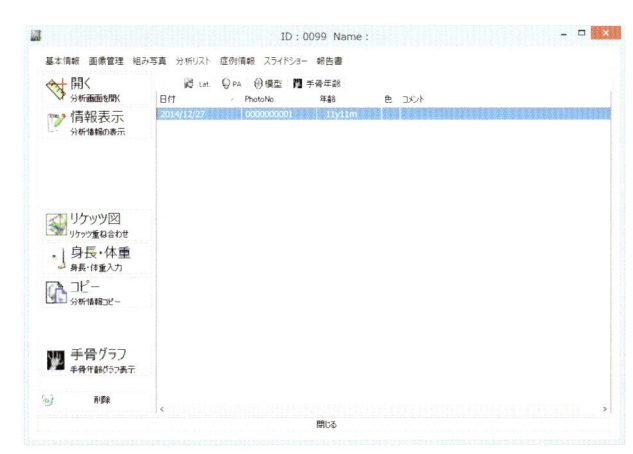

図 39　保存された計測結果のデータ．

文献

1. 日本小児科学会：日本人小児の頭部Ｘ線写真基準値に関する研究，小児歯誌 33：659-696, 1995.
2. 山内　積，石原勝利，白土祥樹，佐藤亨至，三谷英夫：最近の日本人正常咬合者の顎顔面形態について，日矯歯誌 54：93-101, 1995.
3. 根津　浩，永田賢司，吉田恭彦，菊池　誠：バイオプログレッシブ診断学，ロッキーマウンテンモリタ，1984.
4. 根津　浩，永田賢司：バイオプログレッシブの臨床，ロッキーマウンテンモリタ，1990.
5. 坂本敏彦：日本人顔面頭蓋の成長に関する研究―SELLA TURCICAを基準として―，日矯歯誌 18：1-17, 1959.
6. 菅原準二，川村　仁：CDS分析―図形を用いた顎変形症の2次元的形態分析法，矯正臨床ジャーナル2月号，43-58, 1997.
7. 坂本敏彦，三浦不二夫，飯塚哲夫：頭部エックス線規格写真法による日本人顔面頭蓋の成長に関する研究―実測長分析，成長率分析，実測長百分率分析成績―，口病誌 30：169-182, 1963.
8. 飯塚哲夫：頭部Ｘ線規格写真法による日本人小児の顔の成長に関する研究，口病誌 25：260-272, 1958.
9. 飯塚哲夫，石川富士郎：頭部Ｘ線規格写真による症例分析法の基準値について―日本人成人男女正常咬合群―，日矯歯誌 16：4-12, 1957.
10. 神山光男，滝口弘毅：頭部Ｘ線規格写真法による開咬の分析，日矯歯誌 17：31-40, 1958.
11. Miura F, Inoue N and Suzuki K：Cephalometric standards for Japanese according to the Steiner analysis, Am J Orthod 51：288-295, 1965.
12. Kim YH：Overbite depth indicator with particular reference to anterior open-bite, Am J Orthod 65：586-611, 1974.
13. Kim YH：Anteroposterior dysplasia indicator? An adjunct to cephalometric differential diagnosis-, Am J Orthod 73：619-633, 1978.
14. Root TL著，木下善之介監修，川本達雄，下間一洋，田隅泰三，河合秀一編集：レベルアンカレッジ・システム―概念と治療法―，新有堂，1990.
15. 大坪淳造：日本人成人正常咬合者の歯冠幅径と歯列弓及びBasal Archとの関係について，日矯歯誌 16：36-46, 1957.
16. 佐藤亨至：歯科医師のための顎顔面成長発育読本，東京臨床出版，2013.
17. 村田光範，佐藤亨至，三谷英夫，他：コンピュータ骨成熟評価システム―CASMASに基づく日本人標準骨年齢アトラス―，金原出版，2002.
18. Mito T, Sato K and Mitani H：Cervical vertebral bone age in girls, Am J Orthod Dentofacial Orthop 122：280-385, 2002.
19. Mito T, Sato K and Mitani H：Predicting mandibular growth potential with cervical vertebral bone age, Am J Orthod Dentofacial 124：173-177, 2003.

索 引

あ
アーチレングスディスクレパンシー ……………………………………… 25
アベレージング作業 ……………… 8
エックス線管 …………………… 2

か
開口位 …………………………… 4
解像度 …………………… 20, 43
下顎骨の位置 ………………… 89
角度計測 ………… 9, 46, 67, 69
角度分析 ……………………… 118
重ね合わせ …………… 93, 118
画像重ね合わせ ……………… 93
画像管理画面 …… 38, 93, 111
画像処理ソフトウェア … 13, 19
画像データベース …………… 16
画像取込 ……………………… 38
画像の選択 …………………… 38
画像ビューア ………………… 39
画像ファイル ………………… 38
患者選択の画面 ……………… 15
患者とセファロの選択 …… 110
顔貌画像 ……………………… 27
顔面図形 …………………… 117
顔面図形分析 ………………… 9
顔面頭蓋骨 …………………… 6
基準平面の表示 ……………… 83
基本情報入力画面 …………… 36
キャリブレーション … 20, 40, 112
クロスバイト ………………… 4
計測項目 ……………………… 7
計測点設定の誤差 …………… 43
計測点の一覧 ………………… 45
計測点の設定方法 ……… 43, 59
計測点の測定 ………………… 14
頸椎年齢算出ウィンドウ … 104
外科シミュレーション ……… 98
原画との比較 ………………… 98
咬合面観の画像 ……………… 25
口唇移動シミュレーション … 97
コミュニケーションツール … 17, 26

さ
ザイ点 ………………………… 8
作図法の選択 ………………… 63
思春期性成長ピーク ……… 104
自動骨成熟評価プログラム

"CASMAS" ……………… 103
手動入力 …………………… 101
正面セファロの分析法 ……… 81
歯列弓長の計測 …………… 102
歯列模型の活用 …………… 100
垂線による対称性の評価 …… 86
図形分析 ………… 27, 63, 116
スケール入りの画像 ………… 41
成長分析 …………………… 102
設定画面 ……………………… 34
セファロ画像の重ね合わせ
……………………………… 88, 94
セファロ計測点の設定 ……… 45
セファロの基準値 …………… 7
セファロの撮影方法 ………… 3
セファロのデジタル化 … 11, 18
セファロ分析の実際 ………… 30
線計測 ……………… 8, 46, 67
線計測の計測項目 …………… 34
線分析 ……………………… 118
線分析結果 ………………… 119
早期接触の診断 ……………… 4
側貌との重ね合わせ ………… 95
側貌変化シミュレーション … 97
側面セファロ ……………… 2, 40
側面セファロ分析法 ………… 71

た
対称性分析 …………………… 85
ダイヤグラム分析 …………… 9
中心咬合位 …………………… 4
治療変化予測のムービー …… 96
治療予測図 …………………… 10
データの保存 ……………… 121
手計測 ………………………… 16
デジタルセファロ画像の例 … 41
頭蓋冠部 ……………………… 41
透過原稿 ……………………… 20
動作環境 ……………………… 30
頭部エックス線規格写真 …… 2
頭部正中矢状面 ……………… 3
ドラッグ・アンド・ドロップ操作 … 43
取込み範囲 …………………… 22
トレース画像選択 …………… 92

な
軟組織のB点 ………………… 59
軟組織のMenton …………… 59
軟組織のNasion …………… 58

二値化条件 …………………… 92

は
倍率の設定 …………………… 43
歯の計測点 ………………… 115
フィルムスキャナー ………… 24
ブラケットの種類 …………… 28
フランクフルト平面 ………… 4
プロフィログラムのカスタマイズ
……………………………………… 63
プロフィログラムの比較図 … 108
プロフィログラム分析 … 9, 116
補助線 ……………… 8, 14, 61
模型分析 ……………………… 88
模型分析とALDに関する設定
……………………………………… 100
模型分析の計測結果 ……… 101

ら
ランドマークの設定 ……… 113

欧文索引

ALDの測定結果表示 ……… 102
CDS分析 …………………… 66
Chevronの記載シート …… 80
FH平面 …………………… 40, 61
Jarabakの分析 ……………… 77
Kimの分析 ………………… 76
Level anchorage分析 ……… 78
Northwestern法 …………… 75
Open Bite分析 ……………… 74
PA分析に用いる計測点 …… 82
Pog点を求める方法 ………… 62
Ricketts&McNamara分析 … 71
Rickettsの成長予測法 …… 10
Ricketts分析 ………… 8, 57, 81
Ricketts分析とVTO ……… 73
SD値 ………………………… 9
SD表示 ……………………… 68
Steiner&Tweed分析 ……… 74
TWAINドライバ …………… 19
VTO画像変形 ……………… 96
X・Y座標値の配置 ……… 108
X-Y軸 ……………………… 64
Xi（Ricketts） ……………… 57
Xi点 ……………………… 8, 16

■■WinCeph11 機能限定版 ダウンロードとご利用について■■

WinCeph11 機能限定版（デモ用データ）を，下記アドレスからダウンロードすることができます．

https://www.ishiyaku.co.jp/ebooks/444510/

動作環境
・OS：日本語版 Windows 7/8/8.1/10
・CPU：Intel Celeron 1.0 GHz 以上
・メモリ：1 GB 以上（2 GB 以上を推奨）
・画面解像度：1,024×768 以上
・画面の色設定：High Color（16 ビット）以上

インストールするには
wc11demo（.exe）をダブルクリックのうえ，画面の指示に従ってインストールしてください（31 ～ 32 ページ参照）．

WinCeph11 機能限定版の使い方
本文（109 ページ～）をご参照ください．

お問い合わせ
開発元のライズ株式会社 Web サイト（https://www.risecorp.co.jp/product/winceph.html）をご覧ください．e-mail でのお問い合わせは同社アドレス（sales@risecorp.co.jp）にてお受けします．

使用上のご注意
・本ソフトの内容（プログラム，データなど）を無断で複製・公に上映・公衆送信（送信可能化を含む）・翻訳・翻案することは法律により禁止されています．
・医歯薬出版株式会社および本ソフトの開発関係者は，本ソフトを運用した結果について，一切の責任を負いません．
・Windows は，米国 Microsoft Corporation の，米国およびその他の国における登録商標または商標です．
・本文中に記載されているソフトウェア製品およびハードウェア製品の名称は，各社の商標または登録商標です．

【著者略歴】

佐藤 亨至
(さ とう こっ し)

1984年　東北大学歯学部卒業
1988年　東北大学大学院修了
1998年　東北大学歯学部講師
2000年　東北大学大学院講師
2004年　東北大学病院講師（矯正歯科）
2009年　いさはい歯科医院

分析ソフトでこんなに簡単！　デジタルセファロ分析入門
― WinCeph Ver.11 機能限定版付 ―
ISBN 978-4-263-44451-1

2015年9月10日　第1版第1刷発行
2022年12月10日　第1版第3刷発行

著　者　佐　藤　亨　至
発行者　白　石　泰　夫
発行所　医歯薬出版株式会社
〒113-8612　東京都文京区本駒込1-7-10
TEL.（03）5395-7638（編集）・7630（販売）
FAX.（03）5395-7639（編集）・7633（販売）
https://www.ishiyaku.co.jp/
郵便振替番号 00190-5-13816

乱丁，落丁の際はお取り替えいたします　　　印刷・永和印刷／製本・愛千製本所

© Ishiyaku Publishers, Inc., 2015. Printed in Japan

本書の複製権・翻訳権・翻案権・上映権・譲渡権・貸与権・公衆送信権（送信可能化権を含む）・口述権は，医歯薬出版（株）が保有します．
本書を無断で複製する行為（コピー，スキャン，デジタルデータ化など）は，「私的使用のための複製」などの著作権法上の限られた例外を除き禁じられています．また私的使用に該当する場合であっても，請負業者等の第三者に依頼し上記の行為を行うことは違法となります．

JCOPY ＜出版者著作権管理機構 委託出版物＞
本書をコピーやスキャン等により複製される場合は，そのつど事前に出版者著作権管理機構（電話03-5244-5088，FAX 03-5244-5089，e-mail：info@jcopy.or.jp）の許諾を得てください．